薄井 坦子
HIROKO USUI

『看護覚え書』を読む

アノック

はしがき——刊行にあたって

本書は、薄井坦子（一九三二―二〇二二）の「綜合看護」（現代社）での連載「解説 看護覚え書」を底本としています。連載は一九七二年に始まり、途中二度の長期休載をはさんで、一九八八年に十二回をもって終了しました。

フロレンス・ナイチンゲール（一八二〇―一九一〇）は多くの著作を遺していますが、薄井は『看護覚え書』のなかに看護の本質があらわされていることを明らかにしました。連載のタイトルには「解説」とありますが、数多の現象から本質をひきだすことのできたナイチンゲールの思考をこそ読みとってほしいとの思いがあったことがうかがえます。むしろ、読者の歩調に合わせながら、『看護覚え書』をどう読むべきかを示唆し、読者それぞれが問いを見いだし自ら考えを深めていく「読む」という行為を促した連載であったといえます。そのようなわけで、本書のタイトルは連載時のものではなく、「『看護覚え書』を読む」としました。

なお、『看護覚え書』の引用訳については主として著者自身によりますが、一部については『看護覚え書』［第八版］（現代社、二〇二三年）を用いました。明らかな誤記・誤植と思われるものは訂正しました。また、読みやすさを考慮して表記や体裁をあらためたほか、『看護覚え書』からの抜粋については該当する段落を文頭の数字で示しました。

さらに巻末付録として、全著作目録ならびに著者が示した「理論看護学 必読文献」一覧を掲載しました。目録作成ならびに必読文献掲載にあたっては様々なご協力をいただいたことをここに記し謝意を表します。

『看護覚え書』を読む　目次

初出

「解説 看護覚え書 第一回」(「綜合看護」現代社 一九七二年 第三号)
「解説 看護覚え書 第二回」(「綜合看護」現代社 一九七二年 第四号)
「解説 看護覚え書 第三回」(「綜合看護」現代社 一九七三年 第二号)
「解説 看護覚え書 第四回」(「綜合看護」現代社 一九七三年 第四号)
「解説 看護覚え書 第五回」(「綜合看護」現代社 一九七四年 第二号)
「解説 看護覚え書 第六回」(「綜合看護」現代社 一九七六年 第一号)
「解説 看護覚え書 第七回」(「綜合看護」現代社 一九八六年 第四号)
「解説 看護覚え書 第八回」(「綜合看護」現代社 一九八七年 第一号)
「解説 看護覚え書 第九回」(「綜合看護」現代社 一九八七年 第二号)
「解説 看護覚え書 第十回」(「綜合看護」現代社 一九八七年 第四号)
「解説 看護覚え書 第十一回」(「綜合看護」現代社 一九八八年 第一号)
「解説 看護覚え書 第十二回」(「綜合看護」現代社 一九八八年 第二号)

「はじめに」を読む

Preface

「看護覚え書」をどう読むべきか

ナイチンゲール（Florence Nightingale 一八二〇—一九一〇）はあまりにも低く評価されている。ここ十年くらいのあいだに彼女の名誉の回復がいろいろと試みられてはきた。しかし、私たち看護する者にとって最も大切な点において、すなわち看護についての彼女の認識に対しても、なお充分な評価がされているとはいえない。

その理由は何であろうか。時代をへだてたわれわれにとって、彼女の認識を探るには、文章として表現されたものに頼る以外にないのであるが、この条件のなかにその原因がひそんでいる事実を最近また思い知らされた。先人の遺産を充分に受けとれない原因として、一つには読みとる側の読みとり方の問題があるが、もう一つ、その遺産の紹介のされ方にも無視できない因子がある。看護についてのナイチンゲールの認識を探るうえで最も拠りどころとなっている『看護覚え書』もまた、その両方の因子によって不当に低く評価されている。

私はある事情のもと、『看護覚え書』の序文「はじめに」（Preface）を知らないままに本文に接してしまった。[i] 考えてみると恥ずかしいかぎりであるが、その本文から看護についての彼女の認識をほぼつかみ得たと思ったあとに、ようやく序文「はじめに」を入手した。[ii]

そして、この本が、看護師を対象に書かれたものでなく、ましてや看護理論の展開というかたちで書かれたものでもない、それはもっとポピュラーな意味での、つまり看護の一般教養書といったかたちのものとして展開されていること、つまり「すべての女性」を対象に書かれていることを知ったのである。そして、私がかつて読んだ『看護覚え書』のなかになぜこの「はじめに」がなかったのか、不思議に思った。

まずは、「はじめに」の全文をここに紹介する。（編集註：訳は筆者による。文頭の数字は段落を示す。）

1 以下に示す覚え書は、看護師が自ら看護を学ぶための思考の法則を示そうとしたものではけっしてないし、ましてや、看護師に看護することを教える手引書でもない。単に、他人の健康についての責任をもっている女性に、考えを進めるためのヒントを与えようとしたものである。英国のあらゆる女性、少なくともほとんどの女性は、一生のうちいつかは子どもか病人か、誰かの健康についての責任をあずかるのである。つまり、すべての女性は看護師である。毎日の衛生上の知識、あるいは看護の知識、換言すれば、

---

i Selected Writings of Florence Nightingale. Compiled by Lucy Seymer. MacMillan,New York,1954. これにはナイチンゲールの序文が省かれ、編者による本の紹介に置き換えられている。

ii Nightingale,Florence. Notes on Nursing. New edition revised and enlarged. Harrison Pall Mall,London,1860.

病気のない状態にしたり、病人を回復させたりすることができるような状態にもっていくための知識は、もっと大切にされてよい。それは、すべての人がもつべき知識として認められるもので、専門職のみがもち得る医学知識とは別個のものである。

[2] では、もしすべての女性が、一生のうちいつかは看護師にならなければならないとしたら、すなわち、誰かの健康について責任をもたねばならないとしたら、みんながどのように看護するかを考えた経験をひとつにまとめたものがあれば、どんなにかすばらしく価値あるものになるであろうか。

[3] 私は、どのようにするか、を教えようとは思わない。私は、自ら学んでほしいと願っている。そして、この目的のために、私はあえていくつかのヒントを与えようと試みたのである。

（「はじめに」）

正直なところ、私は最初この文を読んだとき、とまどいの気持ちを抱いた。しかし、そのあとすぐに、これまでなぜ『看護覚え書』が正当に評価されなかったかの謎が解けたような気がした。

この序文があるのとないのとでは、以後の読みとり方に重要な違いがでてくる。つまり、『看護覚え書』が理論的でなかったり体系的でなかったりするのは、ナイチンゲールがこの本を、専門書としてではなく、一般の女性を対象に、毎日の看護に役立ててもらうことをねらって著述したものにほかならないからである。

したがって、われわれが看護学の土台をすえるという仕事をするためにナイチンゲールの「認識」を追体験しようとするならば、彼女が著した看護の専門書が別には存在しない以上、この『看護覚え書』から彼女の認識を探るよりほかに方法はないのであって、そのときに大切なことは、ナイチンゲールの看護についての認識はこの序文に示されている枠のなかでしか表現されていないということを前提にして読まなければならない、ということなのである。

われわれが看護を発展させるためには、『看護覚え書』を書かれているままに読んだのでは大して役に立ちはしない。そのことを自覚して読む必要がある。しかし、実際には、この本を熱心に読もうとしている人たちのあいだにすら、あれも役に立つ、これも役に立つ、どうして百年も前の本がこんなにも役に立つのだろうか、といったたぐいのつまみぐい的読み方ばかりである。第一、私自身もかつてはそういう読み方をしていたのであるから、本文を読み始める前に、まずそのいきさつにふれておいたほうがよいであろう。

ナイチンゲールとの出会い

私はさまざまな外的な事情のために、患者を責任をもって看護するという直接的ケアのチャンスになかなか恵まれなかった。ようやくにして患者を幾人も受け持ち、三交代の経験もふんでみることができた。しかし、一人ひとりの患者に一生けんめい看護をしながら、それらの行為に対し「これで本当に看護したことになるのか」との問いに自ら答えることのできない不安感ばかりがつのった。

そのなかで読み返した『看護覚え書』であった。それまで一心に「看護とは」を求め続けつつも、なにかもうひとつ探りあてることのできなかった何かをしっかりつかんだような気がした。それはまさに、ジャン・バルジャンが下水道の泥沼の中へぐんぐん沈んでいくその足底に、固い抵抗を感じとったときと同じような体験だったかも知れない。まさしくナイチンゲールとの出会いともいうべき体験であった。そして、それまでの不安——まるで宇宙旅行でもしているような不安——が消えて、地に足が着いたという実感がもてるようになった。

なぜ『看護覚え書』との新たな出合いによって、看護についての基本的な迷いがなくなったのであろうか。考えてみてはっきりしたことは、ひとくちにいって、一貫した考えのもとに予想を立てながら仕事ができるようになったということである。それまでは一つひとつケアをしながらも、それはいわば「こうしたらどうであろうか」という当てずっぽうな姿勢であった。それが「こうするのがよいはずだ。本当によいであろうか」に変わったといえよう。

なぜ変わったか。

それは、ナイチンゲールが『看護覚え書』のなかで一貫した看護を示してくれていたからである。ナイチンゲールが実践を通してたぐりとってきた看護についての認識が、すでに本質のレベルに達しているという発見をしたからである。『看護覚え書』は、彼女が看護の本質を解明し得たのちに、そのうえに立つ明瞭な見地から、まさに実践家としてのセンスで展開している本であることを発見できたのである。もちろん『看護覚え書』は非常に素朴な段階であるのは否《いな》めないし、部分的な誤謬《ごびゅう》があるのも確かではあるが、看護の本質を解明し、看護の独自性を明確に示した彼女の業績は、一般にいわれているような現象的な評価を超えたものであると思う。

ナイチンゲールを学問的に評価しなおす必要がある！ こう考え始めてからの私は、積極的に彼女の認識を現場で試してみた。彼女の認識が「看護一般」を示し得ているのならば、どのような対象にも役に立つはずである。事実、彼女の説く看護観に照らして対象に向かうと、何が必要かを見抜く眼が確かになっていくのがわかった。

こうして得られた結論は、どのような対象でも「一般的」なものと「特殊的」「個別的」なものとを併せもっており、それらの構造を見抜き、必要な看護を実践していけるようになるためには、「看護とは」という看護を看護足らしめているその特質――本質――つまり一般論を媒介にして取り組む以外にない、ということであった。

にもかかわらず、今日の看護教育では、この「看護とは」を重視して教えていない。これこそが今日の看護界の低迷の原因であり、この壁を破ることこそ看護教師の急務である。実際、この「看護とは」が定まってくると、まさにそれが導きの糸として実践の方向を示してくれるのだ。

一般論のもつこういった実践的な性格をつかむためには、看護を実践するという体験を必要とする。そのことはわかってみれば当たり前のことなのであるが、ここに至るまでに私は随分長い道程を必要としたものである。

けれども、これからの若い人たちにはこんなまわり道はさせたくない。看護をめざしながら感性的な認識のレベルで堂々巡りをするのではなく、ナイチンゲールが発見した看護の一般論を、実践上の予想として使ってみて、つまり対象に意図的に看護をしてみることを通して、そこでつかんだものを再び抽象してみるという過程をふんでみてもらいたい。

なぜかといえば、どのようにすぐれた理論でも、使ってみなければ、すなわちその理論をわが身を通してたどってみることにより自分の理論として再生することなしには、それを自分のものにすることはできないのであるから。

読書の理論を

ここまで書いてきて、もうひとつ老婆心が頭をもたげてきた。私はあくまでも「看護とは」を求めている若い人たちに語りかけているのだが、今の学校教育のなかではたして本の読み方が教えられているのかどうか不安になってきたのである。読書指導といえば本の紹介がほとんどで、まともな読み方は教えていないのではないか。

私は『看護覚え書』を読み直したときの驚きの体験から、仕事に役立てようとする人にとっての本の読み方というものがあると確信するに至った。

まず、看護をわかろうとするならば、第一に、本を選ぶ必要がある。現在のように情報化社会とやらで本が多過ぎるときに、「読め、読め。あれも読んでいないのか、これも読んでいないのか」と言われ過ぎると、自分の看護観をみつめ育てるという姿勢とは程遠く、あの本からこの本へとただいたずらに他人の認識を追いかけ回すだけで精いっぱいになってしまいかねない。自分の問題意識をもてるようになると、本はひとりでにとび込んでくるものなのだ。「どんな本を、どう読むか」がもっと問い直されてよいと思う。

では、どんな本を、であるが、本の選択の基準は、初学者の場合と経験者の場合とでは異なってこよう。

初学者の場合には、なんといっても、現実をみつめ、現実のなかから論理をたぐりとってきた本を精読する必要がある。人間は脳細胞が高度に発達しているから、現実のなかから法則性をつかんでくることもできれば、頭のなかでもっともらしい理論をつくりあげることもできる。たとえてみれば、進化論とサイボーグ、宇宙旅行と怪獣もののような違いであるが、非常に立派な言葉で書かれていたり、学をひけらかされたりすると、いったいどちらなのかちょっと見抜けないという難しさがある。

手っとり早い方法としては、すぐれた看護の実践家が「こういう点で非常に役に立った」と具体的にすすめてくれる本を選ぶという手がある。『看護覚え書』はそういう意味で、多くの先輩が拠《よ》りどころにしてきている本なのだ。

経験者にとっては、いちおうどんな本でも役に立つ。すなわち、何のために読むかという姿勢さえはっきりしておけば、悪い本を読むことによってさえも力がつく。ただし、良し悪しがみえないうちは、やはり乱読は避けるべきであろう。夏目漱石も『文学論』の序で、文献に通じることに専念する青年をいましめている。

> 青年の学生につぐ。春秋に富めるうちは、自己が専門の学業に於《おい》て何者をか貢献せんとする前、先《ま》づ全般に通ずるの必要ありとし、古今上下数千年の書籍を読破せんと企《くわだ》つる事あり。かくの如《ごと》くせば白頭に至るも遂《つひ》に全般に通ずるの期はあるべからず。
>
> （夏目漱石『文学論』）（※傍線は筆者）

われわれはなによりも「看護とは何か」、「医療に対する看護の特質はどこにあるのか」、「援助とはどのような構造をもつのか」等々と、実際に看護を実践しつつ、確かな手ごたえを分析して論理を明らかにしていくことを最優先させなければ、看護のうえに安らうことは難しいだろう。このような主体的な取り組みをする者にとっての本とは、助言者の役割を果たすものなのである。苦心してたどりついた結論を本のなかに発見したときには、「自分もなかなか大したものだ」と喜んでさらに前進すればよい。こういう考えに対し不安をもつ人は、文献に通じている人が何をなし得たかを探してみるとよい。実践の指針を示し得ている人がいったい幾人あるであろうか。

読み方の大要は、なんといっても本を著者の認識の表現として正しく位置づけることであ

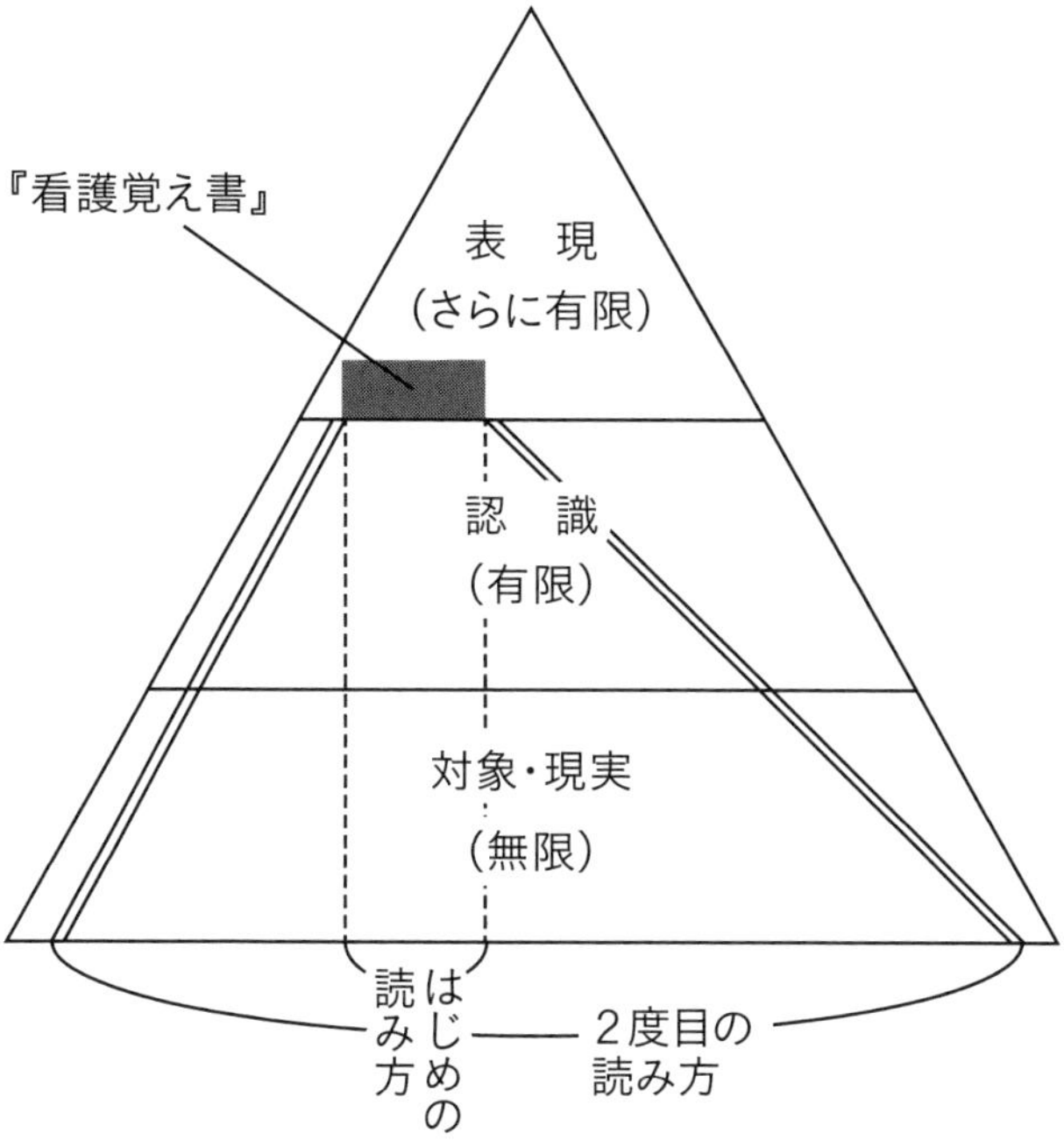

（注）「表現≠認識」、
「認識≠対象・現実」

図1　本の位置づけ

る。本は表現であるから、書かれているままに読んだのでは精読したとはいえない（図1）。表現から著者の認識を探り、その認識が現実からすくいあげられたものであるのかどうかという現実とのつきあわせをしてみること、つまり、現実の構造を正しく認識し得ているか、条件を無視して解釈する傾向はないか、根本的な誤謬か、部分的な誤謬か等々に眼を光らせながらふるいにかけてみるとよい。

精読に価《あたい》する本の読み方については、二段構えの方法に徹することである。よく「本に読まれるな、読みとれ」と強調されるが、この表現をより厳密にするならば、「読まれる段階を経て、読みとれ」といいなおすことができる。表現から著者の認識を知ろうとするときに大切なことは、自己を著者にいかに近づけるかということであるから、「本に読まれる」という現象がまずなければならない。すなわち、著者の言わんとするところはいったい何かを、自己が著者になったつもりで理解すること、著者の認識をなるべく完全なかたちで理解することである。そしてそののちに、著者の認識と自己の認識を対置させるという立場の転換が必要なのである。

これは「患者の立場に立て」といわれていることとまったく同じことで、心情的になったつもりになるだけでなく、相手になりきったのちに自己をおく――つまり、自分はどう考えるか、著者との違いは何であるか等々――という二段階を必要とするということである。

『看護覚え書』を読むときには、ナイチンゲールになりきろうとする努力なしには読みとれない。そうしないときには自己流の解釈をするおそれが強くなる。これを避けるための方法として、私は段落ごとに著者の認識を短文にしておく方法をとってみている。この作業をしたのちに、認識と事実とのつながりの点検や論理のつながりを確認する。この作業は一見簡単なようであるが、認識の構造についての理解がないと正しく進めることはできない。

認識の構造は三段階があり、のぼったり〈抽象化〉、くだったり〈具体化〉しながら発展していくのである(図2)。ナイチンゲールが当時の読者に看護を伝えようとしていかにこの認識の段階をのぼったりくだったりしているか、その巧みさに舌を巻く想いである。

日常の実践は〈本質的なレベル〉の認識に支えられていると安定して取り組むことができるが、それを〈表象のレベル〉にまで展開しておくことによって、より生き生きと実践されやすくなる。現場ではもちろん現象を認識し得なければ手足がでないということである。

われわれが対象との直接的なふれあいをもつとき、対象の認識のレベルに合わせて出発し、のぼりおりを自在に駆使することができなければならないのであるが、本を読むときも、科学的な認識論を活用することによって、全体の内容を正しく構造づけることができるのである。このことは『看護覚え書』の本文を読み進むなかでふれていきたい。

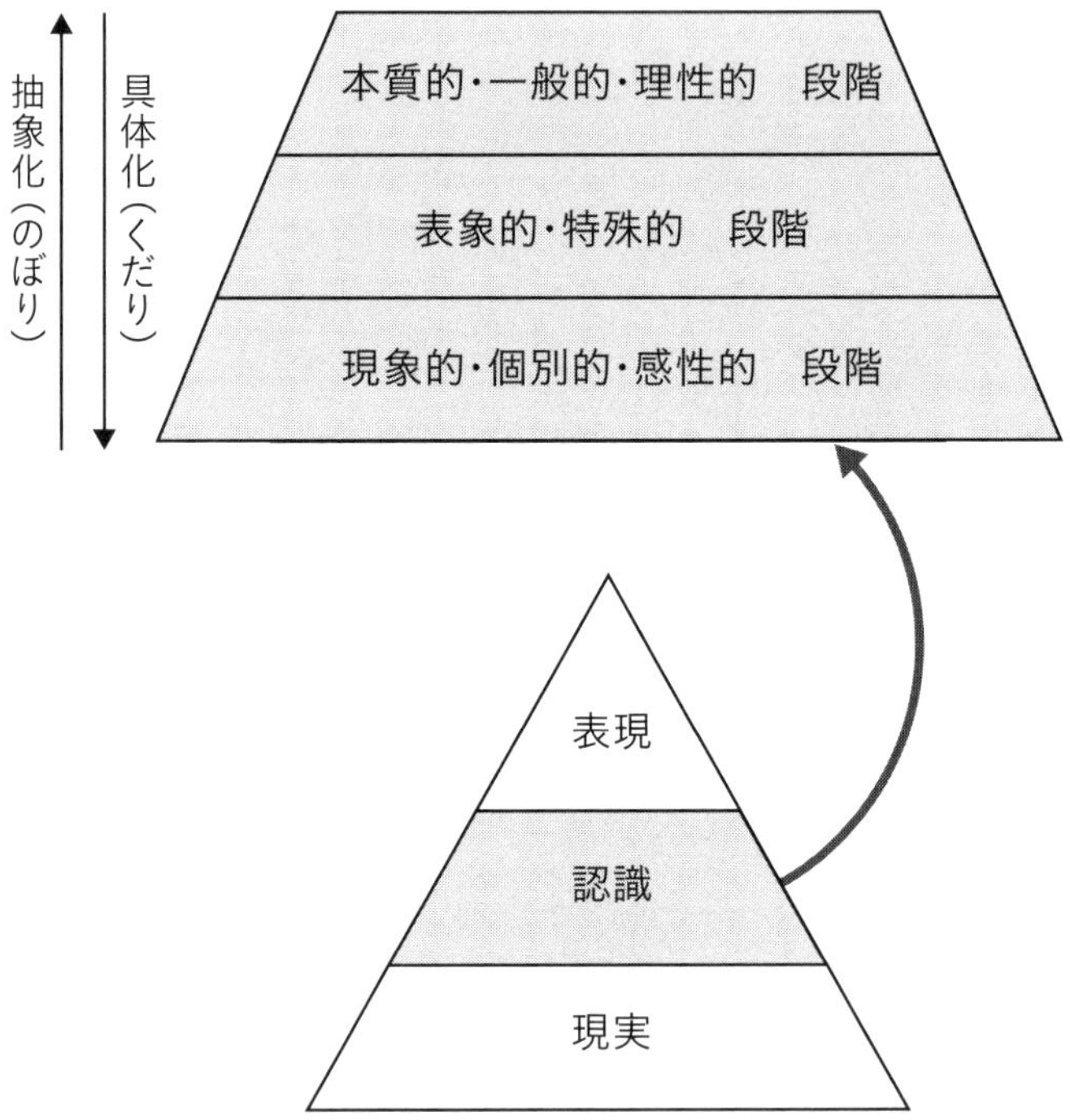

図2　認識の三段階構造*

（＊この図については、庄司和晃『仮説実験授業と認識の理論』、季節社、1976. を参考にした。）

「序章」を読む
Introductory

ナイチンゲールの看護観

さて、ナイチンゲールが、看護の本質をどのように解明しているか、その論理をたどってみよう。

『看護覚え書』の構成は、「はじめに」（Preface）の次に、総論的な看護観の記述である「序章」（Introductory）が続く。次いで各論が13項目にわたって展開され、最後に結語「おわりに」（Conclusion）が述べられる。

では、総論的な看護観が述べられた「序章」から読んでいくことにしよう。

1　どのような病気でも、その経過中のどこかの期間は回復過程であるといってよく、必ずしも苦痛を伴うとはかぎらないということをまず一般原則として取りあげよう。すなわち、障害され衰えていく過程を癒そうとする自然の力は、何週間も何か月も、時には何年も前から気づかれずに働きかけており、その働きが進行しているその間に、病気の予後が決定されるということである。（「序章」）

ナイチンゲールはまず、病気一般を「回復過程」としてとらえる立場をはっきりさせている。彼女の考える回復過程とは、二つの意味をもっていることに注目してほしい。

つまり、一つは、いわゆる自然治癒《ちゆ》力が働きかけているという事実の指摘。もう一つは、その自然治癒力が働きかけている過程そのものに目を向けて、病気が治ったり死の転帰をとったりする過程的構造にメスを入れようとしたことである。

自然治癒力は生物体に本来備わっている力であり、その強弱は、ともすると個体の生命力の強弱のせいにされるような見方、つまり、もともと弱かったのだからやむを得ないことなのだという見方がされがちである。しかし、人間という一個の存在が、さまざまな因子との相互関係のなかで「つくりつくられている生活体」でもあるというような人間観からは、当然ひとコマひとコマの生活過程を重視する姿勢がでてくるのであるが、ナイチンゲールがかの有名な看護の定義を打ちだすきっかけをつくったのも、この過程をみつめる発想にあるのである。

彼女はこれに続けて、自分の一般論を〈表象の段階〉におろして説明を加えているので読み進んでみよう。

2 もしわれわれがこれを病気の一般原則として受け入れると、この反対を証明する逸話や実例をすぐぶつけられるだろう。例えば、もし「どんな気候の土地でも、人間の努力によって住めるようにできる」という原則を取りあげたとすると、次のような反論がすぐ返ってくる。「モンブランの頂上を住めるようにできるだろうか」と。われわれの答えはこうだ。「この地上を人間が住めるような健康的な土地に造りかえながらモンブランの麓《ふもと》まで到達するのには数千年もかかるだろう。頂上を論ずるのは麓に着いてからにしよう。」

（「序章」）

この表現のなかに彼女のイメージが託されているのであるから、このたとえの意味をよく考えることによって、彼女が何を言いたいのかをいっそうはっきりさせることができる。「人間はどんなところでも住めるようにできる」という命題に対して、モンブランの頂上を問題にする発想のしかたと、モンブランの麓に行き着くまでを重視する発想のしかたとの違いは何であろうか。

前者は、命題に対して、それが実現した状態を想像し、それ自体を問題にしているのであるから、〈結果〉でものをいう考え方である。それに対して後者は、健康的な場所を拡げながらモンブランの麓まで行き着くその間の〈過程〉を重視している考え方である。つまり、「結果の発想よりも過程の発想が大切なのだ」という彼女の認識が明瞭に浮かびあがってくる。そして、このような発想に支えられて多くの患者に接したことが、看護の存在価値を発見させ、不動のものにしたのである。いや、彼女が真剣に患者と取り組み看護をしてきたなかで、この発想が次第に確固たるものに定まったということであろうか。

冒頭の二つの段落を短文化すると、

①すべての病気は回復過程である。
②人間には自然治癒力が働く。
③その過程中に予後は決定される。
④結果の発想より過程の発想が大切である。

となる。この四つがどのような関係にあるかを示すと、④が前提となって①が生まれ、①のなかに②と③が内包されているのである。

このように、過程をみつめたナイチンゲールは何を発見したか。次へ進もう。

3 個人の家でも公共の病院でも、病気というものを注意してみつめているとき、経験豊かな観察者には、その病気になると避けられないと一般に考えられている症状や苦痛が、実はその病気の症状などではけっしてなくて、まったく別のことからくる症状、すなわち、新鮮な空気とか陽光、暖かさ、静かさ、清潔さ、食事の規則正しさと食事の世話などのどれか、または全部が欠けていることからくる症状であることが、はっきりみえるのである。そして、これは病院看護におけると同様に、家庭看護でもまったくそうなのだ。

4 自然がつくり、われわれが病気と呼んでいるこの回復過程は、こういったことの一つまたは全部に対する知識の不足、あるいは注意が足りないために妨害されており、その結果、痛みや苦しみや全過程の中断が起こるのである。

5　患者が寒いとか、高熱があるとか、ぐったりしている、食事をしたあと嘔気がある、褥瘡《じょくそう》ができているなどがあるとすると、それはたいてい病気のせいではなく看護のせいである。

（「序章」）

経験は人にいろいろなことを教えてくれる。しかし、一方で、同じ経験をしていても、人によってキャッチするものが違う。なぜならば、このことを一般的に表現するならば、「事物は無限であり、認識は有限である」からである。無限の事物のうち、どれをその人の有限な認識がとらえるかによって、その人の能力や生活レベルといったものができあがり、その人らしさを決定してしまうのである。ここから、別の問題として、その有限の認識をいかに極大にするかという学習、教育の問題が大きな意味をもってくるのであるが、これは別の機会にあらためよう。

ともあれ、何をみる場合でも、その人がそれまでにどういう生活過程を経てきたかということに大きく影響される。きれいな空気に囲まれ、明るく快適な住まいで清潔な生活を送ってきたであろうナイチンゲールがみたもの、それらの欠乏を耐えがたいものとみて手をさしのべたとき、病気のせいで仕方がないと思っていた症状が消えたり、患者に元気がでてきたりという患者自身の変化として現れたに違いない。そして、その変化の意味を考える彼女の姿等々の一連のプロセスが浮かぶような気がする。

このようなプロセスは、例えばはじめて患者に接する学生たちでも、限られた実習期間において、意図的にととのえようと努力していくうちに患者に明らかな変化が現れるのを発見することはよくあるのである。

「それはたいてい病気のせいではなく看護のせいなのである」と言い切るナイチンゲールの表現の裏に、どれだけ多くの事実を体験していたか想像に難《かた》くない。そもそも私たちが他人の苦痛をみて手をさしのべたいと思うのは、他人の苦痛を頭のなかで追体験できるからである。この観念的な追体験が激しくできるからこそ、さしのべる手に工夫をこらし、患者への関心の深さからその効果をめざとくキャッチすることができるのだ。ナイチンゲールは、こうした実績に裏づけられて、「看護とは何をなすべきか」を明瞭に認識することができたのであろう。

これらの段落についても短文化しよう。

⑤経験者の眼には、病気とは直接関係のないさまざまな欠乏がみえる。

⑥欠乏への知識や注意の不足が回復過程を妨害している。

この意見から次の定義が生まれた。

6　私はほかによい言葉がないので看護という言葉を使う。看護とは、せいぜい与薬とか湿布剤を貼ること程度の意味に限られている。が、看護とは、新鮮な空気、陽光、暖かさ、清潔さ、静かさを適切に整え、これらを活かして用いること、食事を正しく選択し適切に与えること——すなわち、患者の生命力の消耗を最小にするようすべてを整えることを意味すべきである。　（「序章」）

まさにみごとに看護の「本質」をついた表現である。この表現が本当に看護の本質をついたものであるかどうかは、現実に行っている看護一つひとつを、「何のためにこれをしたのか」と自問してみることによって判断することができる。具体的な行動を抽象化していけば、必ず行き着くところ、それがこの表現である。

この際、とくに注意しなければならないのは、新鮮な空気を与えるとか、適度な明るさを保つというような表現から、窓を開けるとか、電灯を点《つ》けたり消したりするという行為だけを切り離して取りあげないように、ということである。これは、認識の構造からいえば〈本質のレベル〉で表現されているのであるから（図２参照）、「新鮮な空気」は本質のレベルでとらえなければならない。「人間の生命力にとって新鮮な空気とは何か」が解けなければ、新鮮な空気を与え得たかどうかわからない。さらに、「その人にとって新鮮な空気を与えるとはどういうことか」が解けなければ、その人の消耗を最小にし得たかどうかわからない。『看護覚え書』の結語「おわりに」にも看護の本質について言及しているが、そこでは次のような表現になっている。

24 ……看護がなすべきことは、患者を自然が最も働きかけやすい状態に置くことである。（「おわりに」）

つまり、看護をなし得たかどうかは「対象」が規定してくるのである。食事運びはヘルパーでもできるとか、床頭台拭きも洗面介助もヘルパーにわたそう、などと看護業務を整理しようとすることがいまだに流行しているようであるが、「業務」という眼のつけ方は、管理一般の眼ではあっても、看護管理だとはいえない。「業務」という眼のつけ方では、看護と看護でないものを分けることは絶対にできないからだ。われわれが補助者を得ることによってよりよい看護をなし得るのは、その補助者が自分のやりたいようにしてくれるという確信のもてるときだけであり、そのように指導し得ていると確信できるときだけである。

各論でいずれ読んでいくことになるが、「自己を拡大する技術をもて」というナイチンゲールの教えを実行できるかどうかは、この看護の本質の意味を正しく認識できるかどうかにかかっているのである。以上を短文化するとこうなる。

⑦看護とは、回復過程を妨げるものを発見し取り除くことである。

百年以上も前のこの教えに対し、百年以上を経た今日でさえ、当時の次のような事実がなお生きているのはまことに残念なことである。

7 どのような女性でもよい看護師になれる、としばしば言われたり書かれたりしてきた。しかし、私はそれどころか、看護をまさに構成している基本要素についてさえほとんど知られていないと確信している。

8 かといって私は、いつも看護師がわるいと言っているのではない。衛生上の不備や、建築上の不備、管理上の運営の不備などが、看護を不可能にしていることもよくある。しかし、看護の技術（art）というものは、私の考えている看護が実現できるように、これらの不備の調整をはかることそのものをも含むべきなのである。

（「序章」）

一見患者のために行われているかのような行為、また、忙しすぎるから、設備がないから、管理者が無能だから等々といった発言のほとんどは、自分たちが何のために仕事をしているかを問い直さないという姿勢そのものの問題と、問い直したときの拠《よ》りどころが不安定なこととの両面にその原因が考えられるが、後者のほうがより根源的な問題である。

たくさんのなさねばならないことのなかから、何を優先させるべきかを決定する看護師の眼が確固たるものであるならば、「自己を拡大する技術」への工夫がもっと前向きに、しかも、

心の安定した状態で取り組めるはずだと思う。つまり、

⑧看護師に責任のないことでも、患者の回復過程を妨げるものを取り除くための調整は看護技術である。

要は、病気とか、看護とか、治療とかに対する一貫した考え方、本質をつかんだ見方をはっきりさせなければならないということなのである。

かくして、ナイチンゲールは再び最初の命題に戻って解説を試みている。

9 最初にあげた命題への反論に戻ろう。「こんな病気が回復過程であろうか」「このような病気に苦痛が伴わないことがあり得るであろうか」「どういうケアをすれば、こういう患者にあれこれの苦痛を起こさせないですむのか」と質問されたならば、私は知らない、といちおう答えておく。しかし、もしあなたが、その病気による症状を取り除くのではなく、私が述べた自然の回復過程をうまくすすめる要素の一つまたは全部が欠けたために患者に現れる痛みや苦しみをすべて取り除いてしまったならば、そのときこそ、その病気から切り離せない症状や苦痛がどんなものであるかわかるだろう。

10 すぐ持ちだされるもうひとつのよくある抗議は、「コレラや熱病などのときもあなたは何もしないのか」というものである。薬を与えることは何かをしたことである、いや

むしろそれですべてだ、空気や暖かさや清潔さを与えることは何もしていないことだ、という確信がなんと根強く行きわたっていることか。私の答えはこうである。「それらの病気や、その他これに類した多くの病気に対して行われる特定の医薬や療法の価値はけっして厳密には確かめられてはいない。一方、病気のなりゆきを決定するにおいて、注意深い看護が極めて重要であるということは、広く経験されている」と。（「序章」）

ここでナイチンゲールの医療に対する低い評価がよく問題にされ、それを時代のせいにしてかばったりされるのであるが、私はむしろ、厳密に確かめられていないものに対する過信に対し、また、いたるところで明らかに経験されているよい看護の効果に対してあまりにも注意を向けようとしないその不合理さ――それは結局は過程をみつめそこから論理をたぐってくる能力が低いということなのであるが――を彼女は指摘している、と私は読む。

「ナイチンゲールの生きた当時の医療と看護がそうであったとしても、今日の医療は看護の働きを不必要にするほど確実なものへと進歩した」と誰が言い得るであろうか。どのようにすぐれた医療であっても、その効果の現れにさまざまな違いがあること自体、看護の働きを確かめることを要求しているのである。むしろ、看護の働きに支えられてこそ、医療行為の成功、不成功が決まるというべきであろう。

これを自信をもって推し進めていくために、私たちはどのような学習が必要なのであろうか。いや、その前に、この反論に対するナイチンゲールの答えから彼女の認識を抽象してみると、いずれも「過程」をみつめ得た人でなければ発見できない認識であることがはっきりする。

⑨病人の回復過程を妨害するものを取り除いてみなければ、病気本来の症状、苦痛を明らかにすることはできない。

⑩回復過程における働きのうち、医療は過信され、看護は無視されている。

以上が、「看護とは」に対するナイチンゲールの認識である。さらに、どうすればよい看護ができるようになるか、についての見解が述べられている。

11 よい看護を構成する真の要素は、健康人のためのものも、病人のためのものも、ほとんど理解されていない。健康の法則、すなわち看護の法則――両者は実際に同一である――が病人のなかにも健康人のなかにも共通に働いているのである。この法則が守られなかったとき、健康人のほうが病人よりも極端な影響を受けないですむというだけである。もっとも、いつもそうだというわけではない。（「序章」）

いよいよわれわれがナイチンゲールの認識にくいつかなければならないところだ。看護を学ぶためには、「看護に必要なものは何か」がはっきりしていなければならない。学習のウエイトづけがなされていないので、医師のためのものが圧縮されて与えられる現状を招いたのである。

ここに示されている彼女の考えはこうだ。人間にとって「健康とは何か」がつかまれたならば、その健康を支えるしくみが最大に働くようにととのえるのが看護なのであるから、看護するに際し必要なことを発見しようと迷うところなく取り組むことができよう。その健康の法則は、健康人であれ、病人であれ、要するに人間をよくみつめることによって認識できる、といっている。

では、ナイチンゲールはそれをどう認識していたか。それは、このあとに展開される各論に表現されているのであるから、その全貌を分析してみればよいはずだ。

『看護覚え書』は前述したように、一般人のために書かれたものだから、健康の法則そのものをそのまま示しているのではない。その認識のうえに立って、何をどのようにしてほしいか、すぐ実行してもらいたいことを正しく実行してもらえるように、という表現になっているであろうことは、各論を読まなくてもわかる。

そこで、取り組み方は二通りでてくる。ナイチンゲールの表現から抽象化を進めていく方法と、今日健康について明らかになっていることから具体化を進めてみて、彼女の表現とつなげてみる方法との二つである。各論を読むときには、当然、前者をとりたいと思うので、ここではひとまず後者の方法で一つだけ取りあげてみたい。

私たちが生きていくために不可欠なもの、それは、なんといっても酸素が筆頭である。生体に貯えられないという意味において、日常の生活すべての過程からその認識が落ちてはならない。ところが、そうであるからこそ、生体はその認識が落ちてもよいようなしくみになっている。つまり、無意識に呼吸をしているわけだ。

私たちが看護師として対象をととのえようとする第一の視点は、対象に代わって、意識的に、生体に必要なものを十分に準備しなければならない。その準備のしかたには、外から生体に取り込まれるまでの過程と、生体内に取り込まれてから有効に用いられる過程との二つに分けることができる。その両方をきちんとしないと、ととのえたことにはならない。酸素を取り入れる呼吸機能と、酸素を運搬する循環機能との両方に眼が向けられねばならないというわけだ。

さて、そうみると、健康人と病人のとらえ方が明瞭になってくる。どの病人に対しても、酸素を取り入れる呼吸という働き、酸素を利用に供する循環という働きのどちらも障害されてはいないか、障害されているとしたらどこが障害されているのか、を正しくみつめることによって、どんな場合でも最良にととのえようと働きかけることができる。こう考えてみると、序章に続く各論で最初に取り上げられる「換気と保温」というタイトルは、まさにそのような取りあげ方になっている。

ここでよく問題になるのは、彼女がはたして科学的な認識をもっていたであろうか、という問いであるが、これに対しては、科学的な認識の成立過程ということによって答え得る。
つまり、今日の地動説の前は天動説が支配していたのであるが、その前には素朴な段階ながら地動説が存在していたという事実に眼を向けてほしい。認識そのものは本質をつかんだ正しいものであっても、それが科学にまで高められていない段階、つまり前科学なのである。前科学ではあっても非科学ではないのだ。それを、前科学と認識できなければ、あっさり捨ててしまって、むしろ科学で明らかにされた小さなことを積みあげて非科学的な全体像をつくりあげてしまうという落とし穴にはまり込む例は、まわりにいっぱいある。東洋医学に対する軽視もそうだし、看護論もそうだ。もっともらしい言葉を並べてあっても、まるでガラスのお城のようなものもあれば、看護の怪獣ごときものもある。

では、どうすればそんなことを避けて、正しく科学にしていけるか。

答えは簡単である。看護をしながら科学化への道を歩む以外にない。一つひとつ実際に確かめながら、全体を全体として確かめながら認識を発展させていく以外にない。看護の実践者である私たちが自分たちの頭を鍛えつつつくりあげる以外にない。つまり、

⑪よい看護をするためには、人間をみつめて健康の法則をひきだしておくべきだ。（看護の法則＝健康の法則である。）

このようなナイチンゲールの指摘にもすぐ反論がだされる。

12 ……「どうすれば医学的知識をもてるのか。私は医者ではないのだ。そういったことは医者にまかせておかねばなるまい」と絶えず反論される。（「序章」）

この反論に対して彼女は、当時の乳幼児の死亡率を具体的にあげて、健康の法則を知らないために悲惨なことが起こっているという事実に眼を向けさせている。そして、それが母親にとってできないことではないことを強調するために、「自然は母親のそばにいつも医師を同伴させるつもりなのだろうか」と表現している。そして、なぜこんなことが起こってきたかの原因を「教育の虚飾」だと指摘する。「天文学の基本原理などがすべての女生徒に教えられている」という事実をもち出して、こう述べている。

19 ……われわれの身体《からだ》と、神がそれを置かれたこの世界との関係を神が定めた法則について、何ひとつ教えられていない。換言すれば、われわれの心の容器《うつわ》とされたこの身体を、健康なあるいは不健康な容器に仕立てる法則については、ほとんど学習されていないのである。この生命の法則がある程度は理解されていることを否定するわけではないが、母親たちでさえ、それらの法則を学ぶこと――すなわち自分の子どもたちに健康な生活をもたらす方法を学ぶこと――が、自分たちにとって価値があるとは思ってもいないのである。彼女らは、それを医学か生理学の知識だと言って、もっぱら医者だけのものだと思っている。　　（「序章」）

この部分の指摘は非常に重要である。何を学習しても、その学習が生かせるか否かは、学習者が何のためにそれを学ぶのかを考えているかによって左右されることを指摘しているのである。

この時代のロンドンの女学生に比べ、どんなに多くの知識を現代の看護学生は学んでいることか。だが、現実の看護にそれが正しく応用されているだろうか。「眠れない」と患者が言えば指示されている薬を与え、便秘を訴えられれば「医師にお話ししておきます」と答えて、それで看護師のつもりでいる。なぜそれが起こり、どうすればよい状態が得られるかを考えてみようとさえしない。考えたとしても、忙しいという隠《かく》れ蓑《みの》をつかってすましておれるのはなぜか。看護師である以上、知識が足りないから、とは言わせない。その知識がどんなに大切かを受けとめていないから使えないか、忘れたかしたのである。たまたまそれを説明されても、そんな当たり前のことは知っているという、患者という名のわれわれの犠牲者とは切り離した受けとめ方が平気でできる人もまた多い。

とにかく私たちは看護師なのであるから、思っているだけでは何にもならない。よい状態にととのえなければならないのだ。置かれた状態のなかで、人間はつくられていくのだから。

⑫健康の法則を知らないから悲惨な事実が起こっている。

⑬健康の法則は、すべての女性が健康の守り手となるために学ぼうとすれば学び得る。

もう一つの反論に移ろう。

21 ……「そうは言っても、子どもたちの健康を左右する環境はコントロールしようがないではないか。風にどう対処できるだろうか。東風というものがある。ほとんどの人は朝起きだす前から、風が東から吹いているかどうか言い当てられる。」と。

22 これに対しては、前の反論よりももっと正確に答えられる。風がいつ東から吹くかを気にしているのは誰であろうか。東風に吹きさらされながら家畜を追っている高地人ではなくて、新鮮な空気や陽光などにふれる機会が少なくて生命力の衰えている若い女性であることは確かだ。後者を前者のような健康的な環境のもとに置くとよい。そうすれば、彼女も風がいつ東から吹くか気にしたりはしなくなるだろう。（「序章」）

⑭環境は変えられないというが、自然の、健康によい環境のなかに置け。人間はそのなかでつくられていくのだから。

以上読んできて、全体の構成をまとめてみたとき、看護一般の拠って立つところ（⑦看護とは回復過程を妨げるものを発見し取り除くことである）と、その実践上の学習の方向（⑪よい看護をするためには人間をみつめて健康の法則をひきだしておくべきだ。看護の法則＝健康の法則である）を示し得ていることは、われわれ専門家の立場からみても明白である。

すなわち、病気の回復過程を妨《さまた》げるものを発見し取り除くのが「看護」であり、何が妨げになり、どうすれば取り除けるかは、健康の法則を学ぶことにより身につけることができる、というのがナイチンゲールの看護観であり、その具体的な内容は各論に示されているのである。なんといっても、彼女は理論家足らんとしたのではなくて、あくまでも病いに苦しむ人びとに多くの手を、という思いに支えられて展開しているのであるから、後輩であるわれわれが、この素朴な表現の奥にひそんでいる彼女の認識を科学にまで発展させねばならない。

それにしても多くの宝が長い年月埋もれていたことか。力の続くかぎり、各論からも宝を宝として掘りだしてみたいと思っている。

「1章 換気と保温」を読む

Ventilation and Warming

なぜ一般論がなければならないか

『看護覚え書』の総論として「序章」で述べられているナイチンゲールの看護観は、彼女自身のさまざまな看護実践を通して、それら実践に含まれる共通性を抽象してくることによって打ち立てられた一般論である。すなわち、ア・プリオリ的に定義された一般論ではなく、まさに科学的な方法によって打ち立てられた一般論なのである。

ここで、なぜ「一般論」がなければならないかについてはっきり考えておくことは、まわり道どころかむしろ王道だと思えてきた。それをしないならば、なぜ百年以上も昔のナイチンゲールの認識を大切にしなければならないのかについて、本当のところが理解できないであろうから。

なぜ一般論を抽象するのかをひと言で答えるならば、それは看護をちょっとした仕事だ、などとは考えていないからである。まともに取り組む値打ちのあるすぐれた仕事だと思っているからである。専門家として恥ずかしくない仕事をしたい、一流の仕事がしたい、体系的な学問を創りあげたい等々といった大きな仕事に取り組もうと考えたとき、「看護とは」の一般論を媒介にして、それぞれの対象の特殊性を明らかにしていくのでなければ、特殊性を特殊性として認識することができないばかりか、特殊性と特殊性とのつながりを位置づけることもできず、結局、はっきりした取り組みの指針をもたないがために、膨大なエネルギーを浪費してしまう結果を招くだけである。

たとえてみれば、犬小屋をつくるか、高層ビルを建てるかである。犬小屋をつくる場合には、「建築とは」という一般論をもたなくてもつくりあげることができる。しかし、高層ビルを建てるとなれば、「建築とは」が問われていなければ、つまり一般論を媒介にしなければ、どこでどのような問題が生じ、それをどう解決しなければならないかを予想しつつ計画的に仕事を進めることはできない。犬小屋をつくる場合に風圧を問題にしなくてもよいのは、建築一般からみて、犬小屋のもつ〈特殊性〉がそれを必要としないからであって、建築一般の全構造のうち、ある部分だけをもとにして仕事ができるということなのである。

どのような対象も、例えば人間も、〈一般的〉なものと〈特殊的・個別的〉なものとを併せもっており、何を〈一般〉とみ、何を〈特殊〉とみるかは、実践上の必要性が決めるのであって、現実的な問題を解こうとしたとき、この論理構造は容易に納得されるはずである。

例えば、六人部屋の大人の患者のなかに一人混じっている十五歳の少年患者があったとき、その患者を看護するうえで、どんなに多くの一般論を媒介にして特殊性・個別性を発見するだろうか。

この患者の日常の生活という特殊性を問題にする場合には、「人間の生活一般」を媒介にして取り組まなければ、みれどもみえずで終わることがたくさんでてくる。あるいはまた、十五歳の少年患者という特殊性を問題にするときには、「十五歳の少年とは」という一般論を媒介としなければ、何がその少年の特殊性なのかをつかむことはできない。

われわれが対象の個別性に迫りえた看護をしなければと取り組むとき、一般論は役に立たないどころか、まさに「導きの糸」なのである。この例の場合も、入院患者という一般論だけで少年患者に接すると、特殊性を無視した押しつけ的看護になるし、十五歳の少年という特殊性に心を奪われてしまっては、患者一般のもつ問題解決がおろそかにされることもありうる。そのほか、障害部位の特殊性とか、健康の段階に応じた特殊性とか、多くの特殊性が有機的につながってその患者らしさを構成しているのであるから、それらの特殊性をどのようにつなげ、ウエイトづけをするかについての基準がどうしても必要なのであって、それこそ「看護とは」の一般論の、実践的な性格なのである。

一般論を学ぶことの意味が、対象の特殊性・個別性をつかむための基本線をもつということなのであるとわかると、もうひとつ言及しておかなくてはならないことがある。

「建築とは」などは抽象的で役に立たないという理由で切って捨て、犬小屋程度の仕事をたくさんしているうちに高層ビルを建てられるようになるであろうという考えがばかげているのと同様に、看護も小さな問題に取り組み、一つひとつを明らかにしていくうちに看護一般ができあがるであろうという主張がどんなに非論理的な幻想であるか、しっかりかみしめておきたいものである。

さらにもうひとつ、さまざまな実践をみつめ、そのなかにひそむ〈共通性〉を抽象してくる、と簡単にいうけれども、この仕事は誰にでも簡単にできるものではない。論理的な思考の訓練のない人には、共通性も特殊性もごちゃまぜになってみえるものだし、共通性だけで即断してしまったり、特殊性を度はずれに拡大してあらゆる場合の看護の方法を教えておかなければ、などと頭を抱えてしまったりするものである。

というのも、「対象は無限」であり、「認識は有限」であるからなのである。時が移り経験を重ねるたびに、新しい現象にぶつかり、「まだ新しいことがあった。こんな珍しいことがでてきた。これも学ばなければ」の連続の日々に明け暮れてしまい、看護一般の抽象など及びもつかないことになりかねないのである。新しい現象にぶつかっても、一般論を媒介とすれば、その特殊性・個別性がみえてくるから、少しもあわてることなく何をどのレベルで押さえておけばよいかが判断できるのである。

ついでに、もうひとつつけ加えるならば、すぐれた仕事をすぐれたものとして見分けられるということ、例えば本を読んでいて、「あっ」ととびつくというようなことは、そのレベルに近いところまでできているというひとつの証拠である。「あっ」と思ったら、それをそのままにしないで、なぜそれがすぐれたものと思えたのかを考えるべきである。それをすることによって、また一段、段階をのぼることができるのである。

ナイチンゲールを精読するようにすすめたいのは、多くの人が「あっ」と思いながら、それをなぜかと問い直していないからである。すぐれた先人の遺産を、できるだけ多くの眼で見直して正当に評価することが、遺産を受け継いだということであり、それが学問を発展させるための第一歩をふみだしたということなのである。

一般論は抽象的で役に立たないどころか、一般論——ただし実践から抽象してきた科学的な一般論にかぎるのであるが——が、どのような実践にも含まれる共通性を取りだしたものであるからこそ、逆に、これから行うどんな看護にも含まれていなければならないのであって、看護をしようと思うならば、看護一般を具体化しようと取り組まねばならない。つまり、「看護一般」を実践の指針にしつつ、日々の看護を実践しなければならないということなのである。

もちろん、ナイチンゲールとは別個に看護一般を抽象してくることはできよう。しかし、もしそれが本当に「看護一般」を抽象し得たのであるならば、時代や場面のもつ特殊性は捨象されてしまうものであるから、結局は同じところへ行き着くはずである。

われわれの眼につく数々の看護論のなかで最も無意味に感じるのは、看護をただ解釈しただけの看護論であるが、それらがなぜ解釈にならざるをえないのかといえば、結局のところ、「看護一般」をもっていないからなのである。本人が、どんなに解釈学ではない看護論を打ちたてようとしても、Aの部分に対する理解と、Bの部分に対する理解と、Cの部分に対する理解と……Zの部分に対する理解のつながりが、はたして一貫しているのかどうかを判断する基準、すなわち一般論をもたなければ、どうしてもその部分部分の理解を単に並べたりつなげたりしただけの看護論にならざるを得ないのである。

一般論を抽象することの有用性はここにもまたあるのであって、看護学を解釈学に堕落させないようにするためには、科学的な一般論をもつ以外に方法はない。部分的な理解がどんなに正しくても、A―Zの各部分をなんとかまとまったものとして説明しようと思弁的に取り組むと、コジツケにならざるをえないことを肝に銘じておく必要がある。積極的に、どの哲学をあてはめたらよりよく説明できるかなどということに身を費やしている方々もあることだから、そのような看護論は、その人の社会的な地位や生活を保障するためだけにしか役に立たない、すなわち看護の実践には絶対に役に立たないということを、けっして忘れないでほしいのである。少なくともよい看護をしたいと思う人は。

ナイチンゲールの看護論の特徴

ナイチンゲールは、一般論の有用性を十分知りつくした人である。このことは、彼女の看護論が常に一般論を媒介にして展開されていることからいえることである。看護の働きの特殊性を導きだしたのも、健康一般、疾病一般を媒介にして、治療のもつ特殊性を眺めることができたからであり、治療と看護のつながりについて解き得たのも、一般論をふまえていたからこそである。

ただし、前述したように、なによりもナイチンゲール自身が実践家であり、すべての女性の実践のための指針としてこの本を書いているだけに、看護一般は非常に素朴で大づかみなものである。

おまけに当時の科学の発達段階に規定されて、細部を十分説明することはできないという特徴をもっている。この百年余の間に科学はめざましく進歩した。かつては説明できなかった多くのことが、自然科学のみならず社会科学によっても解明されてきている。この意味で、われわれはナイチンゲールの一般論を補っていかなければならないのである。

例えば、彼女のいう「看護とは、患者の生命力の消耗を最小にするように、すべてをととのえることである」という規定が看護の特殊性を十分に示しえているかどうかということは、その内包する意味を明らかにすることによって判断できるのであるが、ここにいう「すべてをととのえる」という言葉に内包されるものの一部を、新鮮な空気、陽光、暖かさ、清潔さ、静かさ、食事などで示していることからみて、「生活一般」を媒介として一人ひとりの患者のもつ特殊性を読みとろうとしていることがわかる。

つまり、ナイチンゲールにとって、生活とはいろいろな過程の複合体なのであって、そこから「すべてをととのえる」という発想ができたのだと気がついたとき、人間の生活にどのような過程があり、それぞれの過程にととのえなければならない条件として何があるかを明らかにしていくことが、ナイチンゲールの一般論を補うことであり、体系化につながることでもあると思う。

このような作業を進めてきてたどりついた看護学の体系についての試論を、雑誌「看護」（昭和46年12月号）に示しておいたが、この作業も、ナイチンゲールの「回復過程を妨げるものを発見できるようになるためには健康の法則を学べ」という指摘からの出発でもある。

彼女の健康観が、事実をみつめて、事実と事実との連関を探ろうとする科学的なそれであることは、例えば人間がこの自然界のなかでつくられてきた存在であるという強い認識や、人間がそのことをあまり重視していないがために退化してきていると注意をうながしたり、さらに、人間がこのような意味で自然的な存在であると強調するだけでなく、人間がいかに社会的な存在であるか、つまりその人の生活過程のなかでつくられてきている存在であるかを強調したりするなど、今日の科学ですでに解明し得たことと一致しているのである。

このような一般論のもつ特徴は、当然のことながら各論にもそのままひき継がれているのであるが、各論では、一般論を媒介にして現象を解き、どのように実践してもらいたいかを〈表象のレベル〉において定式化するといった、科学的な認識論を駆使した展開がみられるのも大きな特徴である。

各論一つひとつを全文解説するだけの時間的・精神的余裕をつくりだせないので、各論は、ナイチンゲールがどのような呼びかけをしているかをまとめて取りだしてみたい。それら〈定式〉が日常の実践で有効性を発揮するかどうか、一般論をふまえつつ使ってみてほしいのである。

---

i 編集註：「看護教育への提言7 仮説 看護学の体系」，看護23（12），日本看護協会出版会，1971．

換気と保温を両立させよ

『看護覚え書』には、〝What It Is, and What It Is Not〟というサブタイトルがついている。つまり、「看護であるものと看護でないもの」を見分けることのできる覚え書なのである。そういったねらいをもつこの本の、書きだしの部分はぜひ紹介しておきたい。

1 看護であるかどうかを見分ける規準（canon）のまさに第一のもの、看護師が注意を向けなければならない最初で最後のこと、患者にとって欠くべからざる第一のもの、それを満たさなかったらあなたが患者のためにしたほかのすべてが無に帰してしまうような、それを満たせばほかのことはそのままにしていてもいいとさえ言いたいほどのこと、それは「患者が呼吸する空気を、患者を寒がらせないで外気のように清浄に保つこと」である。だが、これほど注意されていないことがほかにあるであろうか？　いやしくもそれが考えられているという場所でさえ、まったく驚くべき誤解が横行している。……

（「I 換気と保温」）

つまり、看護を意識的に展開するために、第一の視点として、「換気と保温を両立させよ」をあげているのである。前述したように、『看護覚え書』は一般の婦人たちを対象として書かれているので、どのように考え、どうすれば換気と保温を両立させることができるのかをつかんで実行してもらえるよう、次のような展開になっている。

まず、「換気と保温を両立させなければ、看護したことにはならない」と目標を示し、それに対してどのような誤解が横行しているかの事実を具体的にあげている。そして、そのような事実を許しているということの意味をイメージとしてたたき込むために、次の例を挿入している。

> 5 この前、一人の男がクイーン街の料理屋に入っていき、暖炉のそばに座っていた貧しい肺病者の喉《のど》を掻《か》き切った。殺人者はその行為を否定しないどころかこう言った。「これでいいのだ」。もちろん、彼は狂人であった。
>
> 6 しかし、われわれの場合、驚くべきことは、被害者が「これでいいのだ」と言い、われわれが狂人ではないことである。……
>
> （「Ⅰ 換気と保温」）

はやり言葉でいえば、まさに「地獄への道は善意の敷石で敷きつめられている」のである。健康の法則を知らないがために、知らずして、というより、むしろよかれと思いつつ害を与えているのである。

では、どうすればよいのか。これには次のように答えている。

①空気は常に清浄な外気を選んで採《と》り入れること

・廊下や中庭のように閉鎖的空間に向かっている窓を開けても無意味である。

・不潔な臭いの侵入を許してはならない。

・締め切った部屋の空気は汚染している。

・夜は夜気以外に新鮮な空気はない。

②汚れた空気の発散を最少におさえること

・人間が生活しているだけで空気は汚染する。

・患者自身が有害な空気の発散源である。

・悪臭や湿気を発散するもの（排泄物など）はただちに室外へ出すこと。

・室内でリネン類を乾かしたり空気を当てようとしたりしてはならない。煮炊きはもってのほかである。

・臭いを他の香りでごまかすのではなく、原因を取り除くこと。

③体熱を失わせないようにすること

・掛けものをととのえ、ベッドのなかを暖かく保つこと。

・患者の呼吸や体熱に頼って部屋を暖かくしてはならない。

④必要に応じて熱を補うこと

・換気をしても、冷たさまで外気と同じにする必要はない。

・就床患者の皮膚の反応は鈍っているうえに消耗が加わることがあるので、寒冷刺激は避けること。

・体熱の生成が減少している患者にはとくに頻繁に観察し、足が冷たいなどの兆候を見逃さずに熱を補い、一般に早朝の外気の冷えに注意すること。

以上のことを念頭において、換気と保温を両立させようと気を配るのが「ととのえる」ことになるというのであるが、ナイチンゲールは、これらのことは常識があればケアできることだと指摘し、看護ほどひとつのことで常識のなさがわかるというものはほかにないだろうと言っている。たしかに私たちも家庭や寮や教室で、健康によい条件をつくりだす発想を貫いているかどうか、一人ひとりの患者に対しても彼女の指摘を確認しているかどうか、ふり返ってみる必要がある。

一般の人びとに「定式化」して示すことが、とにかく健康を守ろうとする立場からみれば非常に大きな意味をもつことは納得できる。

それでは、素人と専門家の違いはどこにあるのであろうか。一つは、ここに示された定式に対し、看護一般を媒介として理解できるかどうかということにある。科学の進歩に支えられて理論的な根拠をもつことができるにつれて、より専門的な定式を生みだすことができ、実践上の指針とすることができるであろうと考える。

この章からは、健康な生活を維持する過程のひとつに、酸素の摂取と、それを生体が活用したあとの排泄という過程があることがわかる。看護師は、この酸素の摂取と排泄のバランスがうまくとれるよう生活過程をととのえる専門家なのである。したがって、酸素をとり入れる過程ととり入れてからの過程をより細かく分析して定式化していくことが必要なのである。

ナイチンゲールの指摘が多くの事実のなかから経験的に取りだされたものであるだけに、安心してこの仕事、看護師らしいものの考え方、目のつけ方――それを私は〝看護の視点〟と称しているが――を鍛えるために、専門家のための定式化の仕事に取り組んでいる。もうひとつ、より積極的にととのえるための技術をもっていることをあげることができる。ナイチンゲールの指摘が何のために行われたのかの根拠を確かめることによって、つまり看護一般に立ち返ることによって、訓練によって専門的に呼吸をととのえる技術を身につけることができる。これらについてはあらためてまとめる計画である。

「2章 住居の健康」を読む

Health of Houses

住居に対する健康という視点

ナイチンゲールの認識した健康の法則は、大自然のなかに存在する人間の生活そのものをみつめて導きだされたものであり、その着眼の大きさ、確かさと、思索の深さの点で学ぶ価値があると思う。

各論のトップ「換気と保温」の章には、人間がそのなかでしか生存しえない外気について、どうすることが「健康によい条件をととのえたことになるのか」を考え、「換気と保温を両立させよ」という看護の視点を示したのであるが、続く第2章「住居の健康」では、その外気を規定してくるところの住居へと視点を移している。

どのような生物も、生きていくための根拠地、すなわち生命の維持に必要な条件を備えた空間を必要とするし、それぞれの生物がそうした自然との対応関係のなかで生存し、順応したり退化したり滅びてしまったりしているのであるから、そういう意味において、ナイチンゲールが人間の、自然との対応関係の拠点であるところの「住居」を健康という観点からどうみていたか、大変興味のあることである。

さっそく「住居の健康」を読んでいくとしよう。ナイチンゲールは、例によって冒頭から、健康を保証する住居の条件として五つのポイントをあげ、順次解説を試みるという方法をとっている。つまり、「以下の五つのポイントを満たした住居で生活しよう」という呼びかけであるが、それら五つのポイントと彼女の意見を要約してみよう。（以下、「　」内は原文訳である。）

①清浄な空気がすみずみまで入り込むような構造であること

――このことを建築業者にまかせてしまってはならない。なぜならば、「建築業者が家を建てる目的は、最大の利潤をあげることであり、その家に住む人に医師への支払いを節約させるためではない」からである。悪い構造の病院が患者を害するように、悪い構造の住居は健康な人を害する。（段落2）

②清浄な水が得られること

――上水道が家々に引かれるようになったが、まだ不潔な井戸水に頼っている地区もある。そんな水を使っていると、伝染病が発生したときほとんど確実にやられる。（段落3）

③悪臭を漂わせたり滞ったりしない完全な排水設備をもっていること

――よい排水設備とは、街の下水管に各住居からの排水管をつなげばすむという単純なものではない（防臭弁をつけること、汚水をためないこと、排水管を住居の下に通さないこと）。「これらのことの重要性を理論として容認している人は多い。しかし、家族内の病気の原因として、これらのことを理性的に追究していける人のなんと少ないことか！」（段落4〜6）

④住居の周囲に不潔な空気の発生源をもたないこと、および住居内に不潔を放置しないこと

――「人びとは、教育のうえでも習慣においても、家庭を健康にするにはどうしたらよいのかと考えることにあまり慣れていないので、そんなことを考えることすらしない。」外気が不潔だと窓を閉めたほうが安全である。古い壁紙、汚れた敷物、掃除していない家具は空気を不潔にする。（段落7，8）

⑤光が十分に差し込むこと

――暗い住居は必ず不健康な住居である。（段落9，10）

健康を保証できる住居の条件として取りあげた以上の五つの選択基準については、今日すっかり常識化していることであって、とくに取りあげて問題にすることではないように思われがちである。

しかし、ナイチンゲール自身が解説のなかで示唆しているように、人間は、他の生物と異なって、教育や習慣や社会関係をつくりだしてきている。それが人間の特殊性であるのだけれども、それゆえに生物ならば自然の営みがそのまま種の保存という自然の法則にかなってくるところを、人間の場合は歪《ゆが》めてしまうことが稀《まれ》ではない。

つまり、絶えず意識していなければ、健康という観点を最上位に貫きえないという特殊性をもった生物が人間なのである。身近な建物のいくつかをみても、換気の悪い建物はざらで

あるし、冷暖房の効率を優先させた構造やエアコン機器ひとつに頼った窓のない部屋とか、室内の装飾はみごとなのに水洗便所の水はチョロチョロしかでないとか、ちょっと大雨が降ると冠水してしまう住宅地とか、一日中陽《ひ》の入らないアパート等々、それでもやむをえないこととしてまかり通っているのである。

そこで、ナイチンゲールも住居に必要な条件をあげるだけでなく、住居を健康的にととのえていくために、どのような考え方が必要であるかと説きすすんでいく。

まず、人びとの陥る「怠慢と無知」の例として三つあげているので、それを聞いてみよう（段落11）。

・建物の責任をあずかる長たるものがすみずみまで見回らずして、下の者が健康的にと注意をはらってくれることを期待しても、それは無理である。
・空き部屋の換気、日光に当てること、清掃の重要性を忘れてはならない。
・開口部が一つでは換気はできない。

このようなこまごまとした事実は、あげればきりがないほどある。そこで彼女は「怠慢や無知」を〈現象レベル〉で取りあげることはやめて、健康を守る立場にある人の基本的な姿勢に言及していく。

11　……まるで今日の女主人の役目は、召使いたちにどうしたら愚痴《ぐち》を言われなくてすむか、弁解しなくてすむかを教えることではなくて、召使いについて愚痴をこぼしたり彼らの弁解を聞いてやったりすることにあるようだ。

（「2住居の健康」）

つまり、ここで彼女が言いたいのは、「何のためにみるか」というはっきりした観点をもたない人にとっては、「みれども、みえず」で終わることが多いのであり、それだからこそ、建物の責任をあずかる長たる者の役割が大きいのに、その長たる者ときたら！という慨《なげ》きである。

「責任をもっている」とはどういうことかについて、もっと各人がしっかり自問する必要があるのである。このことについてのイメージをはっきり描かせるために、さらに、「私はいつも窓という窓を開けているのですが」と弁解する責任者に、「あなたが自分でしなくても、それが行われると保証できないのか？」「あなたが背を向けても元に戻されないと保証できるか？」と問いかけて、次のようにまとめている。

12　……これこそが「責任をもっている」ということの意味である。そしてこれは非常に重要な意味をもっている。前者は単にあなたが自分自身の手でできることだけが行われることを示しており、後者はなされるべきことが、あなたがいようといまいと、いつも行われるということを意味している。

（「2住居の健康」）

ここで述べた彼女の考えは、「自己を拡大する技術をもて」という〈定式〉としてあらためて次の3章（「小管理」）でしっかりと展開されていく。

そして、ここでは、もうひとつの重要なポイントである「何をどうみるか」について深めていっている。ナイチンゲールの世界観のあらわれである。

> 13 さて、あなたはここに述べたことをつまらないことだとか、少なくとも大げさなことだと思っているかもしれない。しかし、あなたがどう「考える」とか、私がどう「考える」とかは大した問題ではない。神がどう考えられるかをよく知ろう。神はいつも自分の方法の正当であることを証明される。われわれが考えているあいだに神は教えておられるのである。……
> （「2住居の健康」）

この表現は何を意味しているのであろうか。このあと続けて、化膿症の患者が頻発した邸宅の例をだし、人びとがどう「考えた」か、そうした考えが何を意味するかに切り込んでいっている。

> 13 ……ここの住人たちはこう「考えて」いた。「患者は親指をひっかいていた」とか、「召使い全員」が「全員瘭疽《ひょうそ》」にかかるとはめずらしいとか、「今年はいろんなことが起

こって、いつも家には病人がいる」など。これは人びとが好んで使う思考の型《タイプ》である。このような考え方は「瘭疽」一般に含まれる共通な原因が何であるかを追究する方向ではなく、すべての探究を抑えつけてしまう思考の型である。「病気」が「いつもそこにある」とはどういう意味なのか？　いやしくも「そこに」あって当然だとするのはどういう感覚なのか？

（「2住居の健康」）

私は、「事実から学べ!!」というナイチンゲールの声を聞く。現象をしたり顔で解釈するのでなく、どのような現象でも、とくに頻発する現象にはれっきとした原因があるはずで、それを探究していこうとしないのは、物事の論理をたぐる能力が足りないのである。

この事例で彼女が主張していることは、患者をとりまく住居の環境に、健康をむしばむ事実がどれだけ存在していたか、なぜその事実に眼を向けようとしないのか、なぜひと夏に三人もの化膿症患者をだしながらその原因を明らかにしようと取り組まないのか、誰もこの教訓を学ばないものだから、神が教えている——すなわち原因は必ず当然の結果を生む——のである。かくして、ひとりは指をなくし、ひとりは生命を落としてしまった。このような姿勢だから、人間は世代を重ねるに従って退化してきており、その事実をもまた深く考えようともしない。

ナイチンゲールは、こうした英国人のものの考え方のタイプには相当腹を立てていたようである。『看護覚え書』だけでなく、他の著述にもしばしば、「事実と事実の関連を探っていこうとしない傾向は致命的だ」と言及し、いわゆる英国人の経験主義を批判している。根源へと追究していくことを好まない日本人の性癖も同類であろう。

こうした考え方がどんなに大切かを、「感染」ということについて次のように説いている。

36 ……感染についての人びとの考え方のなかには、患者よりも自分自身のほうにケアの重みをかけるべきである、という傾向はないだろうか。例えば、患者とあまり一緒にいないほうが安全だとか、患者に必要なこともあまり世話をやかないほうが安全だ、などと考えてはいないだろうか。伝染性疾患看護の仕事に関するこのまったく不合理な考えの最も典型的な例は、ごく最近まで、あるいは今もなお行われているかも知れないが、ヨーロッパの伝染病病院のやり方である。……

（「2住居の健康」）

と述べ、患者を閉じ込め、医療従事者が患者との接触を避けるやり方を批判し、真の看護の立場を次のように説いている。

37 真の看護が感染ということを問題にするのは、ただ感染を予防するという点においてのみである。患者に絶えず注意をそそぎながら、清潔さを保ち、開け放した窓から新鮮な空気をとり入れることが唯一の防御策であり、真の看護師が人びとに求め、かつ自らもそれを守る。

38 賢明で人間的な患者管理が、感染に対する最良の予防なのである。（「2住居の健康」）

感染が、感染源、感染経路、感受性に分けて考えられているはずの今日でさえ、積極的な感染予防が一般に浸透しているとはいいきれない。ナイチンゲールの感染に対する考え方は、感染源に対する知識の点で時代の制約を免れえない弱点をもっているが、だからといって、古くさいといって捨ててしまってよいものではなく、かえって逆に、そこから論理を汲《く》みとらねばならない面があるのである。

患者を避けようとするあり方が感染経路を断とうとする方法であるのに対して、健康によい条件をととのえようとする取り組み、しかも人間的な患者管理をふまえての取り組みは、患者においては感染源に対する個体の勝利への近道であり、健康人に対しては感染しても発病を防ぐ対策となる。

隔離の問題を、人間の生活拠点である住居の特殊なあり方としてとらえ、考えていこうとした姿勢およびその考え方が、どういう方法をとったときに感染力が強かったか、どうしたら伝染が少なくなったかという事実をよくみつめてヒントを得たものであることは、われわれが学ばねばならない大きなことである。ナイチンゲールの言う「なぜ病気に感染しなければならないのか」という反語を、われわれもちつつ、毎日の生活過程に大きく影響する住居を健康的にととのえることの意義を再認識する必要があろう。

この章の〈定式〉をまとめてみよう。

(1) 健康を保証する五つのポイントを満たした住居で生活しよう。

(2) 住居の健康によい条件がいつも満たされているよう、責任者は全体に目を配っておくこと。

(3) 患者が次々と発生するときには、必ず健康をむしばむ事実が隠されているから、原因を追究し取り除くこと。

(4) 健康によい条件をととのえようと取り組むこと——とくに人間であることを意識して——が、看護の立場での最良の感染予防である。

「3章 小管理」を読む

Petty Management

患者に責任をもつとは――自己を拡大する技術をもて

「看護とは」を解明し、よい看護をするために健康の法則を学ぶことを教えたナイチンゲールは、健康な生活過程に決定的な影響を及ぼす呼吸や循環過程をととのえる視点、および生活の場をととのえる視点を述べたあと、家族や患者の健康に責任をもつ立場の人に、基本的な取り組みの姿勢を説いている。

健康を守る立場の人間がどのような考え方をし、どのような取り組みをするかは、自分で自分の健康を守れない人に大きな影響を及ぼすのである。そこで、「患者に責任をもつとはどういうことか」をテーマに、3章「小管理」が展開されることになる。

1　この「覚え書」にくわしく述べているような良い看護を充分に行ったとしても、ひとつのこと――つまり小管理（petty management）――が欠けていたら、別の言い方をするならば、「あなたがそこにいるとき自分がすることを、あなたがそこにいないときにも行われるよう管理する方法」を知らないならば、すべては台なしになったり、すっかり逆効果になったりしてしまうだろう。……

（「3小管理」）

小管理とは「自己を拡大する技術」であるとナイチンゲールは説く。つまり、看護師が患者のそばにいる、いないが問題になるのではなく（むしろ、看護師が自分の健康や他の仕事を犠牲にしてまで患者に尽くすのは好ましくない、と言っている）、どのような仕事ぶりであるかが問題なのである。

では、ナイチンゲールはどのような仕事ぶりを期待していたのであろうか。

まず、小管理の方法を書物で教えることはできない、なぜならばケースごとに状況が違うので、その場その場で自分の頭に頼って考える以外にないからだ、と述べている（段落2）。では、それを考えるときに拠《よ》りどころとなる基本線はないのだろうか。それには、次のように述べている。

看護師がいないときでも、健康によい条件はととのえられていなければならないのであるから、それを乱すおそれのあることを予想し、手を打っておかねばならない。つまり、「自分のいない間にも、自分の看護の主要なポイントが引き続いて行われるよう調整すること」、これが小管理の本質なのである、と。要するに、「自分自身をふやすこと、分身をつくりだすこと」であって、これのできない人は患者の責任をもつことはできないのである。

では、どのような取り組みによって、この調整が可能であろうか。

ナイチンゲールは、いろいろな例を取りあげて、小管理の本質を〈表象のレベル〉で展開しているので、順に取りあげてみよう。

・不慣れな洗濯女が患者の部屋へ間違って入り、患者を驚かした。
——不慣れな人であれば、こうしたことは当然起こることが予想できる。突然起こされた患者はすぐ寝つけないものだ。廊下を間違えて違う部屋に入ったりしないよう教えておくこと。（段落5）

①先を読んで手を打っておけ。

・病室の窓は開けても廊下の窓は開けていないものだから、病室が不潔な空気の換気口になっている。
——病室の責任をもつ者は、当然廊下にも責任があるということに気がつかない。つまり、窓を開けることの本質的なとらえ方ができない人は視野がせまくなって、よいと思ってしていることが逆効果であっても気がつかないものだ。（段落6）

②大きな目標につながるように、行為の意味を考えながら具体的な行為をさせること。

・空き部屋、ペンキぬりたての部屋、不潔な押入れ、食器戸棚など不潔な空気のたまり場所がたくさんある。
——一つひとつの現象の意味することが見抜けないからか、または怠慢からであろう。（段落7，8）

③責任者がそれぞれをどう管理すべきか具体的に指図をし、確認する必要がある。

・手紙や面会人に対する処し方がまちまちで、無意味や無神経がまかり通る。
——自分がいないときにどんなことが起こるか考えてもみないために、〝患者のために〝判断できない人によって処理されるからである。（段落9～11）
④留守中のことを予想し一貫した方針でことが運べるようにしておくこと。

・看護師が何でも一人でやろうとするから、患者は落ち着かず神経過敏になる。
——一人でできることには限界があることを知らず、またその限界を超える方法を知らないからである。（段落12、13）
⑤自分のできることをみつめさせ、他人の力を活用することを教えよ。

・管理精神のない人に仕事を頼むと、患者は自分でしたほうがはるかに楽だといえるほど思案にくれてしまう。
——何が患者を苦しめるかを知らないために、いい加減な仕事ができるのだ。（段落15～17）
⑥病気という敵と闘っている患者に精神的にそれ以上の負担をかけてはならない。

・黙って患者のもとを離れることはかえって不安を与える。

——患者は看護師について、また看護師がしてくれることについて、いっさい判断できなくなる。（段落19、20）

⑦看護師が患者のもとを離れるのは当然だが、患者が心づもりのできるようにしておくべきである。

・自殺、事故死などは責任者が不在中に起こったことが多い。

——いなかったことがわるいのではなく、どこかへ行くその間のために手を打っておかなかったことがわるいのである。（段落21）

⑧自分が直接責任を果たせないときは、それを補う手段を考えよ。

つまり、「責任」ということについての各人の受けとめ方が違うことから、さまざまな判断や行為がでてくるのである。われわれは日常どのように取り組んだらよいだろうか。

27 ……責任者は誰もこの簡単な問いを頭に入れておこう。（どうしたらなすべきことを自分でできるか、という問いではなく、）なすべきことがいつも行われるためには、自分はどのような対策を講じることができるか、という問いである。（「3小管理」）

したがって、万一、自分の留守中に何ごとかが起こった場合には、いなかったことによって責任を免れるどころか、予想能力が低かったか、対策を立てるうえで不十分であったかのいずれかで責任を問われることになる。ところが実際には、この「責任を果たす」ことが正しく理解されていないのである。

責任を果たすことの規準──目標のためにどう取り組んだか

31 大きなことであれ、小さなことであれ、何かに対して「責任をもっている」とはどういうことなのかを理解している人──責任の果たし方を知っている人という意味なのだが──は、男性でも、女性ではなおのこと、なんと少ないことか。最大規模の災害からちょっとした事故にいたるまで、その原因をたどれば（あるいはたどるまでもなく）、「責任をもつ」誰かがいなかったか、「責任」のとり方を知らなかったためであることが多い。

……（「3小管理」）

こう述べた彼女は、その「責任を果たす」ことの意味を考えさせるために、二つの例を引いている。一つは、大きな船が試験航海中に甲板の煙突が爆発し、五名の死者をだしたが、その原因は船の欠陥ではなく、閉じてはいけない一つの栓《せん》が閉じていたことから生じた事故であったという例を取りあげ、次のように言っている。

31 ……これは単に「責任をもつ」とはどういうことか、責任者が誰であったか、を誰も知らないということから起こった事件である。ところが、この事件の審理で、陪審員たちは「責任」ということの本来の意味を無視して、その栓に「責任がある」と判断したようである。なぜなら、彼らは「事故死」という評決を下したからである。（「3小管理」）

これは大規模な事件での例であるが、船が安全に航行できるためには「栓」に対する人間の取り組みがなければならない。その取り組みがなかったことを問題にされていないのはどういうことだ、というナイチンゲールの憤《いきどお》りが伝わってくる。

もっと小さな事件の例としては、ある精神異常者が焼身自殺をしたが、その患者が医師の責任のもとにあり、それが看護師の面前といえるような状況で起こった事件でありながら、医師も看護師もともに責任を問われなかったことを取りあげ、「彼らは自分の職務を知らなかったか、または職務の果たし方を知らなかったのだ」と言っている（段落32）。「患者を見守る」という医療従事者の責任はどこに行ったのか。

さらに続けて言う。

33 「責任をもっている」ということは、ただ単にあなた自身が正しい処置を行うだけでなく、ほかの誰もがそうするように手はずを整える、ということである。誰かが故意にか、知らずにか、いずれにせよ誰かがその処置を妨害したり取りやめたりしないように手はずを整えることである。それは、あなたがすべてを自分ですることでもなければ、何人かの人に職務を分担することでもなく、それぞれが定められた職務を確実に果たせるようにすることである。これが、とりわけ患者に対して「責任をもつ」という言葉の意味であって、それは集団であっても個人であっても変わらない。……　（「3小管理」）

そして、四人に付き添われている一人の患者が、同じ四人が四十人の患者をケアしている場合よりもきちんとケアされていないといったことは、この責任をとる人間がいないからだ、とつけ加えている（段落33）。

看護師不足にあえぐ今日、われわれが最も謙虚に受けとめ考えねばならないことである。もし一人ひとりの看護師が、本来の意味での「責任者」であるならば、そして、看護そのものの目標をしっかりみつめて取り組むならば、患者自身の力をもっと活用することも、患者の家族の力を借りることも、後手後手にまわって余分な仕事をかかえ込むことを減らすこともできるのではないだろうか。ヘルパーを入れてくれたら、オーダリーを入れてくれたら、と言う人は、次の言葉もかみしめておく必要があろう。

34 よい召使いが少なくなったとよく言われるが、私はよい女主人が少なくなったのだと言おう。前述の審理で、栓が、船の安全性について責任をもたされたとみなされたように、今日の女主人たちは、住居の衛生に関する責任は住居にあると思っているようだ。

女主人たちは、指示のだし方も知らなければ、召使いたちが指示に従うように教える、すなわち知恵を働かせて指示に従う――これが訓練という言葉の真の意味であるが――ように教える方法も知らない。

（「3小管理」）

「責任をもつ」ということの意味を正しく理解しえたらば、自分の受持ち患者に対する他人の行動は、自分の分身の行動として受けとめることができよう。何ごとかが起こったときでも、自分のミスとして急いで手を打ち、被害を最小にくいとめることができよう。

自分がいないとうまくいかないことに誇りを覚えるのは間違っている。責任者である自分が休んだり病気になったりしても、すべてがいつものとおりにうまくいくようにしてあることに誇りをもつべきなのだ（段落35）、というナイチンゲールの言葉の意味はよくわかっても、現実をそのようにととのえることはなかなか難しい。

看護を計画的に実施できる能力をもたせなければと悪戦苦闘しているなかでとくに指導が難しいのは、学生がどのように申し送りをしたら自分のやりたい看護を引き継いでもらえるかに悩んでいるときの指導である。とはいっても、看護師の数と入院を待ちこがれる患者とのあいだに立ってジレンマに苦しむ現実であれば、「自己を拡大する能力」を高めることに、教師としては取り組まざるをえない。

第3章まで読んできて、ナイチンゲールの主張が、どんなに人間の精神のあり方を重視したものであるかが読みとれるだろう。

人間の認識はたしかに現実の実存の反映である。しかし、だからといって、あらゆる精神をどのような実存の反映であるか解明しなければ科学にならない、と考えるのは早まりすぎである。「為《な》せば為《な》る」という言葉を証明する事実がたくさんあることは、場面を局限したときは、精神が物質に優先する関係があることを示している。栓とか住居とかは物質である。その物質を生かすも殺すも、その物質にかかわる人間の精神いかんなのである。

われわれも人間であるならば、人間らしく「思い方」を大切にしたい。そして、看護師であるからこそ、どのような思い方が「看護師らしい思い方」であるのか、先人に学んで、看護師らしい思い方に徹するよう自らを鍛えねばと思う。看護こそは、まさに目的意識的な実践の最たるもののひとつなのであるから。

「13章 病人の観察」を読む

Observation of the Sick

実践に役立つ読み方について

ナイチンゲールは第3章「小管理 Petty Management」で、自分のやりたい看護のポイントがいつでも行われるように調整することが、患者に対して「責任をもつ」ことであると説いた。

この意見にまさに卓見だと感嘆すると同時に、彼女は「自分のやりたい看護」がどのような思考のプロセスを経て定まると考えていたのだろうか、という疑問が起こってきた。同じ事実をみても、みる人によっていろいろな受けとめ方があることは、日常誰しもが体験していることである。したがって、ある患者にどんな看護をしたいと考えるかは、受け持つ看護師によって違いがあるだろうと当然予想できるわけで、この点について彼女がどのような認識をもっていたかを急いで探りたくなったのである。

そこで今回は、あとさきになるが、第13章「病人の観察」について読んでいきたいと思う。なんといっても、思い方なるものは実体がないので、その質的レベルを問題にしたいと思ったときには、同じ事物や現象を「どうみるか」とか「どのような行動をとるか」とか表現してみなければ、雲をつかむような話になってしまいがちである。「観察」が看護師の最も基本的な能力であるにもかかわらず身につけ難《がた》く、かつ教え難いという現実の悩みに、なんらかの方向がみいだせるのではないかと期待しつつ取りあげてみたい。

なお、本文に入る前に、「精読の方法」についてひとつ補っておかねばならないことがある。この連載を始めるにあたって、私は自分がどのような方法で『看護覚え書』を読んだかについてふれた。そして、『看護覚え書』の総論的な記述の部分である「序章」については、段落ごとに私が読みとったことを〈短文〉として示しながら解説を試みた。しかし、「換気と保温」に始まる各論に入ってからは、ナイチンゲールがそれぞれの各論で何を言いたいかを読みとって、〈定式〉として示すやり方に変えてきた。あまりにも冗長すぎるような気がしたからである。

ところが、私が〈定式〉という言葉を充分に説明しないままに使ってしまったので、読者にご迷惑をおかけしたようである。つまり、私の解説に引きずられないようにと、先に本文を読んで短文化してみた方々があり、〈短文化〉と〈定式〉とどう違うのか、どうつながるのか迷われたようなのである。

〈定式〉は、認識のレベルでいえば、〈表象レベル〉で表現したものである（図2再掲）。現実のあり方をそのまま述べたものではなく、かといって抽象的な一般論でもない、その中間的な表現であって、例えば「鑷子《せっし》の先端を水平位より上にあげてはならない」というのは現実のあり方をそのまま述べた注意であるが、「滅菌物を汚染させてはならない」というのは〈本質レベル〉の注意である。これを〈表象レベル〉でまとめると、両者のなかに含まれる本質的な意味を実際的な手がかりを残して表現すればよいのであるから、「清潔部位と汚染部位の水の往復を避けよ」とまとめることによって非常に実践的な表現になる（図3）。

このような取りあげ方をしたものを〈定式〉といったのである。現象のままに表現したのではそのことだけについては大変わかりよいのであるが、他への応用がきかないという弱点をもつ。〈本質レベル〉の表現では、逆に、まったくそのとおりで当たり前のことでありながら、さて具体的に取り組もうとしたときには何も手がかりがないので、うっかり見逃したりしやすいのである。

看護教育が応用のきかない人を大量生産してきたのは、〈現象のレベル〉で教えすぎたためではないかという反省が必要だと思う。これに対して医学教育は〈本質のレベル〉での教育をしただけで実践面への適用をおろそかにする傾向があり、医師の現場での専門家らしからぬ行動に驚いた経験をおもちの方は多いのではないだろうか。というわけで、〈本質のレベル〉における理解をふまえて、実践に際してイメージを描きやすい〈表象のレベル〉でまとめることの試みをしたのである。

ナイチンゲールの認識を正しく受けとって実践に役立てようと思うならば、短文化のときは、「つまり、何を言いたいのか」と問いかけて、〈本質のレベル〉の認識でまとめ、「それらをどのようなイメージでとらえ返せば、本質のレベルの認識をゆがめることなく〈特殊性〉がはっきりするか」とくだって〈定式化〉してくる必要があろう。この訓練は今看護界で最も必要な訓練だと思う。現実の社会が立体的な構造をもっているのであるから、それを見抜

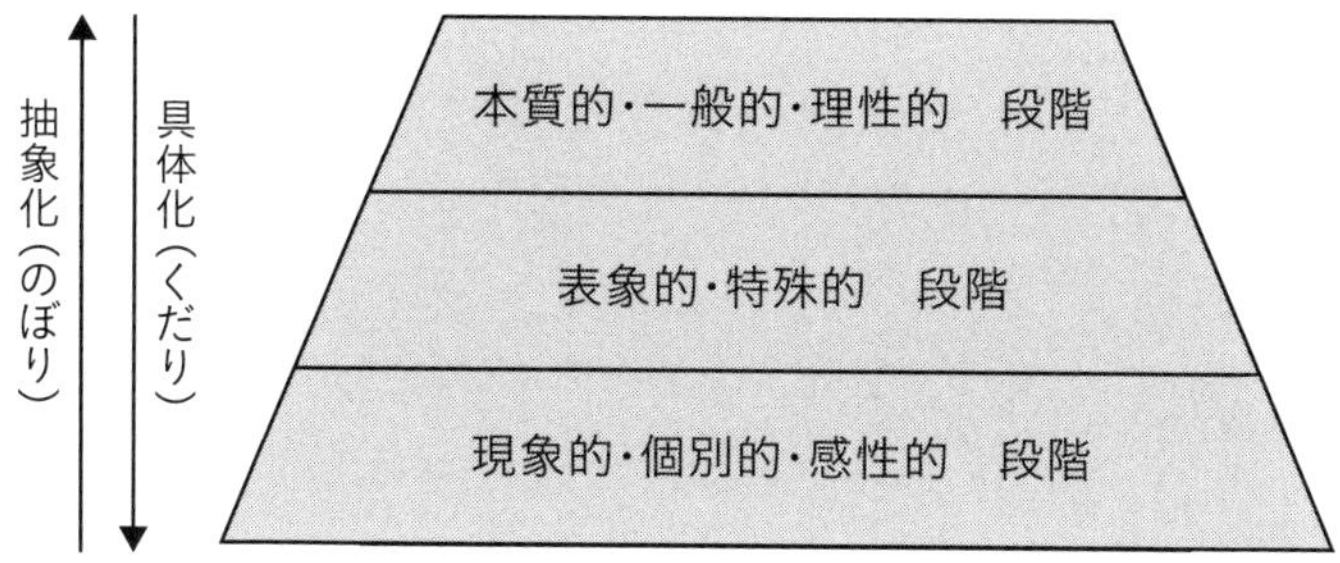

図2　認識の三段階の構造（再掲）

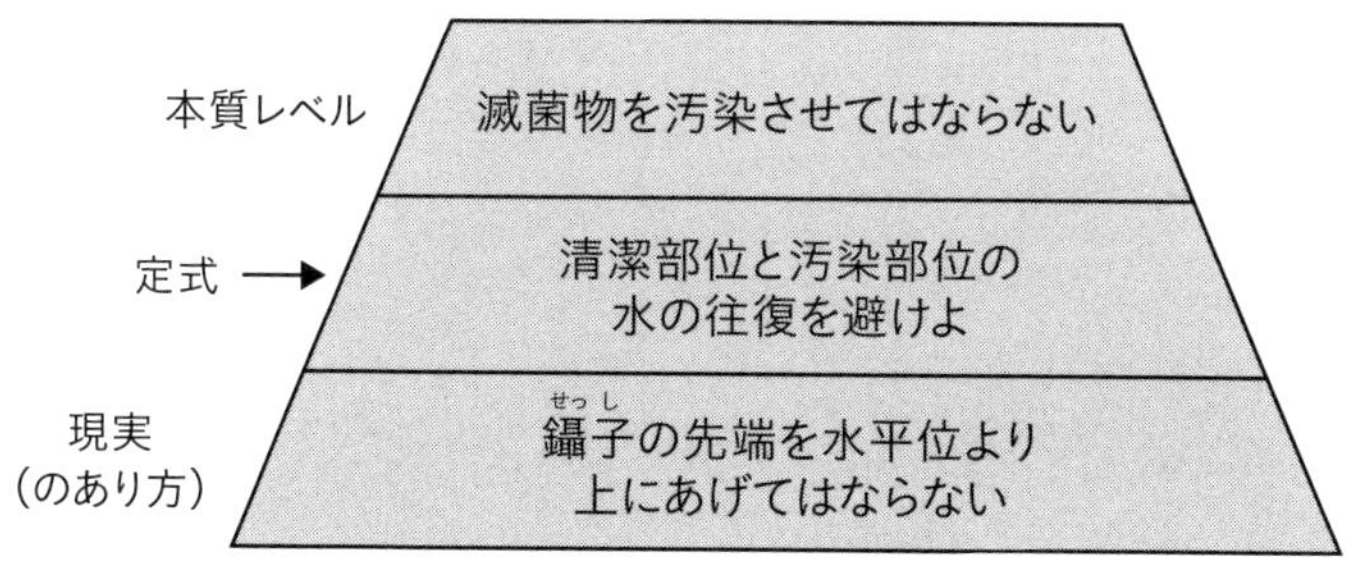

図3　ひとつの行為を貫いている認識のレベル

けなければ専門家としての実践は無理であろうから。

以上をふまえて、今回はやや詳しく展開することにした。

現象の構造をとらえる

では、「病人の観察」を読んでいくことにしよう。

病人がよくなったかどうかということは誰もが知りたいことである。この、人として当然な心情を前提にして、ナイチンゲールは次のように言う。

1 ……あなたが知りたいのは、事実であって意見ではない。いったい、病人がよくなっているのか悪くなっているのかについて価値ある意見をもち得る人とは、ずっとその病人を診《み》ている医師か、実際に観察し続けている看護師以外にあるであろうか。
（「13病人の観察」）


つまり、誰もが病人について本当のところが知りたいのであるが、どうすれば本当のところが知れるのかについて、彼女の見解が示されているのである。ひとつは「継続して観察をしている」ということであり、もうひとつは「医師か、看護師か」ということである。

「医師か、看護師か」と、二つの違う職業人をひとつにまとめて表現したということは、両者に共通なものがあるからである。どのような共通性があるかと探っていくのが、認識のレベルを「のぼる」ことである。抽象してみると、「健康についての専門家」という論理で使っているらしいことがわかる。

そこで、最初の段落では二つの短文がひきだせる。

①病人について知りたいのは、事実であって意見ではない。

②事実を見抜けるのは、観察し続けている専門家だけである。

そこで、看護師には観察について教えることが不可欠となる。

2 看護師に課せられる最も重要で実際的な授業は、何を観察するか、どのように観察するか、どのような症状が改善を示し、どの症状が悪化を示すか、どれが重要で、どれが重要でないのか、どれが看護上の怠慢の証拠であるか、どんな種類の怠慢による症状か、を教えることである。

3 これらすべては、あらゆる看護師の訓練に重要な部分として取り込まれなければならない。今日では、専門家でも非専門家でも、自分たちが看とっている病人がよくなっているのかそれとも悪くなっているのかについて正しくつかめる人のなんと少ないことか。

（「13病人の観察」）

③看護師には、観察とは何か、何をどのように観察し、どのように判断できるかについての教育が不可欠である。

①、②、③を含んだ〈定式〉をつくると、次のようになる。

⑴看護師には、事実を過程としてみつめ、専門家としての判断をもてるよう教えること。

さて、実際にはどのような観察が行われていたのであろうか。彼女は次のように言っている。

4　非常に乱用されている「病人はよくなっていますか」という質問に対する答えの、曖昧で不正確なことといったら、痛々しいというよりは、むしろ滑稽《こっけい》といったほうがよいであろう。（病気についての知識が乏しい現状にあっては）「どうして私にわかるでしょうか。私が病人のそばにいなかったとき、病人がどうであったかは申せません」というのが唯一の思慮深い答えであろう。

（「13病人の観察」）

過程をみつめよというナイチンゲールが、「病人のそばにいなかったあいだのことはわからないと答えろ」と言うのであるから、これが彼女の皮肉であることはわかっても、それをどのようにしたらよいと言っているのであろうか。

現実には常時そばにいることなどけっしてできない患者の観察ということの、着眼の姿勢、すなわち、患者は常に変化し続けている存在であり、しかも外からみえない認識をもつ存在なのであるから、観察のしかたによってさまざまな解釈が進んでいく。つまり、みようと思ってみなければみえるはずがない、という彼女の認識が伝わってくる。

では、何をどのようにみつめよというのか。まず前提として、ナイチンゲールは、観察の対象である病人が、観察されたことに対してどのような態度をとるであろうかということにふれている。

> 5 ……患者は（医師の質問への）その回答のことごとくに反論できたかも知れないが、それをしなかった。それは、時には彼が柔和なせいであり、恥ずかしさのせいであることも多いが、もっと多いのは、彼には訂正するだけの気力がないせいなのである！
>
> （「13病人の観察」）

とすれば、われわれはいっそう入念な観察をしなければならないのであるが、なぜ不正確な情報を集めることになりやすいのかについて、彼女は、観察の対象そのものの側の問題と、観察する側の問題とに分けて分析しているので聞いてみよう。

まず、「観察される側の問題」について述べている。例えば、「患者さんはよくやすみましたか」というたずね方では、五日間も全然眠れずに死にそうな病人と、途中で目覚めたりしないいつもの習慣がくずれただけの病人とで、同じ答えが返ってくることを指摘し、なぜ、「何時間眠りましたか。夜眠れたのは何時ごろでしたか」とたずねないのかと言っている（段落16）。

つまり、「ある事実が過程として存在する」ということと、その事実を本人または付添者が「どう認識するか」ということは別問題なのであるから、睡眠をとれたかどうかを知りたい場合には、事実をとらえる質問のしかたをしなければならないものなのに、相手の認識を誘導してしまいがちであると指摘している。

次に、「観察する側の問題」についてこう述べている。

16 ……もうひとつのよく起こる誤りは、ある一つの原因があるかどうかのみをたずね、それで判断することであって、その他の多くの原因によって引き起こされる結果があるかどうかを聞こうとしないし、あとで調べることもしないという誤りである。

（「13病人の観察」）

この指摘は観察者の側の短絡現象についてである。例として、「昨夜、街のほうがうるさかったかどうか」をたずね、「うるさくなかった」という返事を聞くと、それ以上は追及しないで、「病人はよく眠れた」と報告される、という事実を引いているが、「うるさくなかった」という答えは、他人の認識の一部を表現したものである、というとらえ方がなされていない。

つまり、相手の「認識」と「事実」とのつながりを短絡させてしまったわけで、このことは同時に、自分の「認識」と他人の「認識」との交流という基本的な理解すらないことを示しているのである。

われわれは、ある事実の裏にどのような関係がひそんでいるか、その複雑なしくみを見抜こうと思いながら観察をするのでなければ、一方的に自分流な解釈をしてしまいがちである。人間はそういう特徴をもっているからこそ、観察ということが難しいのである。

「観察」ということに対する彼女の基本的な考えがここでまとめられる。

④みようと思ってみなければ、正確な情報は得られない。
⑤病人は誤った情報に対し、訂正するとはかぎらない。
⑥過程として存在している事実と、相手の認識とを分けてキャッチできるような質問をすること。
⑦得られた一つの事実から因果関係を短絡させてはならない。

では、具体的にには、どのように取り組むことによって、観察したといえるのであろうか。

17 五つか六つのポイントを押さえた質問をすることによって、その患者の全体像をひきだし、現在患者がどのような状態にあるかを把握して報告できる人のなんと少ないことか。

（「13病人の観察」）

と、彼女は嘆いているのであるから、その「ポイントを押さえた観察」というものが、どのような特質をもっているかを探すことにしよう。

22-23 睡眠にかぎらず、あらゆることについて、不正確な情報を集める独特の才能に頼っているかぎり、詳細に調べようとしても無駄である。例えば食について、（中略）「食欲はいかがですか」という質問は、「消化の具合はいかがですか」という意味で使われることも多い。この二つ（食欲と消化の具合）はたしかに関係がある。しかし、この二つはまったく別なものなのである。……

24 患者が栄養不足のために徐々にやせ細って死に至るという同じ結果をもたらす原因として、次の四つがあげられよう。

1. 調理上の誤り
2. 食品選択上の誤り
3. 食事時間の選択の誤り

4. 患者の食欲不振

だが、一般にこれら全部が、患者に「食欲がない」というひとつの大ざっぱな表現にまとめられてしまっている。

25 この四つをひとまとめにせず、注意深い区別をつけていれば、多くの生命が救われたに違いない。第一の原因に対する対策は調理を工夫することである。第二に対してはほかの食品を選ぶことであり、第三に対しては患者がいつ食事をほしがるかを見守ることであり、第四に対しては患者が好きなものを、時には不意にだしてみることである。しかし、これらの対策も、その原因と正しく対応していなければ役に立たないであろう。

（「13病人の観察」）

何をどう観察するかということは、現実にどのような患者があり、どのような事実があるのかをみつめることから始まる。

食というものに対して、消化と食欲とが、つながりはあっても同一のものでないことを知っているならば、分けてみつめることをしなければ観察したことにはならない。一人の人間が自分で自分の食を準備できない状態にあるときの観察者の眼は、おのずから人間にとって不可欠な要素、食品を選び、調理して、一定の間隔をおいて起こる食欲にあわせて食べているという現実のあり方を、一つひとつよくみつめて、何が欠けているのかを探りださねばならないと教えている。こうしなければどのような看護が必要であるかは見抜けないのである。

食卓について、食器を操って食べているという事実も含めて、看護の視点をつくりあげておかねばという私自身の取り組みは、ナイチンゲールのこうした指摘にゆさぶられて始めたものであった。

ここまでの内容をまとめてみよう。

⑧あらゆることをやみくもに調べようとするのは無駄である。
⑨ひとつの現象の内面に隠れている構造を分析して患者をみつめなければ、原因はみえない。
⑩原因に合致した働きかけをするのでなければ、効果はあがらない。

④〜⑩をまとめて定式化すると、

⑵人間の生活過程がどのような要素のからみあいをもっているかを、実体と認識に分けて意識的にみつめよ。そうしないと効果的な看護をひきだす観察はできない。

観察する基本的な姿勢についてははっきりしてきたが、観察する能力を高めるためにどのような教え方をすればよいのであろうか。

「現在のように、観察ということがほとんど啓発されていない状態では、医師は患者の家族に質問するのは一切やめたほうがよい、と私は確信する」（段落31）と言いつつも、一方では、「患者に代わってこうしたことに注意を払わないとしたら、看護師とか友人とかはいったい何のためにいるのであろうか」（段落27）という考えに支えられて、次の事例をもちだしている。

ある人が子どもと一緒におもちゃ屋のウィンドウを見ながら通り過ぎ、眼にとまったおもちゃを書き出す競争をして息子を訓練したということから、こう言っている。

> 35 この教育法は、もっと高い目的のために使えば、なかなか賢明な教育法となろう。看護師の職業においても、そうした正確な観察習慣こそが不可欠なのである。身についた正確な観察習慣さえあれば、それだけで有能な看護師であるとはいえないが、それなくしてはどのような献身も役に立たないと言ってもよいだろう。
> （「13病人の観察」）

⑪事実そのものを観察する能力は、看護師には不可欠であり、訓練しなければならない。

訓練によって観察能力が高まるのかどうかの問題について、ナイチンゲールはさらに論及していく。

まず、どのようなやり方をするかは別として、「観察する習慣」を身につけられないのであれば看護師になるのはやめたほうがよい、という考えを述べている（段落37）。

そして、観察する対象の特徴別に、訓練の方法を示唆していく。例えば、食事の量などは、目分量で正確に測れる熟練看護師の例を引いて、訓練による可能性を認めている（対象が物質）（段落38、39）。

一方、看護師がしばしば観察を誤る例として、患者の外面的なあらわれ方と実際について述べ、興奮しやすい気質の患者の場合には予想できる反応が起こり、しかもその反応はそのときにすっかりでつくしてしまうのに対して、外からは何も感知できないがだんだんに蓄積していく患者の場合には、思わぬときに影響がでるのでいっそう綿密な観察が必要であることを指摘している（段落48）。

外見的なことにまどわされないで内面へのつながりを見抜く眼を養うこと、それが迷信から脱することだと説いている。迷信は未熟な観察から生まれることをずばりと指摘している（段落49）ことなどまさに驚嘆のほかはない（対象が有機体であるときは立体的な連関をとらえねばならない）。

さらに、いっそう複雑な観察対象として「顔」を取りあげている。顔は精神の働きを微妙に反映する。そこで、肉づき、色つや、血行などをみるのであれば、「顔」より「手」のほうが確実だと言う。疾病特有の人相とか、薬剤による影響などは経験を積むことによって識別できるようになるであろうが、もろもろの影響を受けやすいだけに、顔に表れたものを単純にとらえて判断するのは危険であることを経験者はよく知っていると指摘する（段落50〜）。

さらに進んで、より観察しにくい精神の観察に入る。看護師は患者の精神的な個人差を見分けられねばならない。一人ひとりの特有な気持ちをよく観察して充たすようにする必要がある（段落58）。

最後に、長期にわたる患者の観察には記録をしておかなければ変化を見抜けなくなると強調している。そしてこのような観察の取り組みが状況の変化を発見させ、起こり得ることの予測を可能にしてくれるのである、と。

⑫数量化できる物質の観察能力は訓練によって高めやすい。
⑬人間（有機体）の観察は、外見にごまかされないで、内面的なつながりを見抜こうと取り組まねばならない。
⑭外面にあらわれない人のほうがより綿密な観察が必要である。
⑮精神が微妙に反映する顔の観察で、全体を判断するのは危険である。
⑯精神的な個人差をよく観察して充たすようにはからう必要がある。
⑰長期患者の観察では記録しておかなければ変化はとらえられない。
⑱観察は変化をとらえ予測を可能にする。

われわれが観察しなければならない対象について、以上のように分析し論理的な説明を展開して訓練の方向を示唆しているが、⑪〜⑱を定式化すれば次のようになる。

⑶変化をとらえ予測するために観察能力を訓練せよ。ただし、観察する対象によって訓練のポイントを変えよ。

ここまできて、もう一度「観察」ということ全体について言う。

69 しかしながら、観察する技術についての進歩はほとんどみられないように思われる。病理学上の知識の増大はめざましいが、この科学は、病気によって人体組織に最終的に起こった変化を教えてはくれるが、そうした病気の経過中にみられる変化の徴候を観察する技術についてはほとんど教えてくれない。いや、むしろ医学の根本的な要素のひとつである観察は退歩してきていることを心配すべきではないだろうか。（「13病人の観察」）

このように考える根拠としていくつかのことをあげている。

・悪化や死に対して、医師でさえも、その徴候を見落としたのではないかと自問する人がいない（段落71、72）。
・諸条件を観察する習慣の不足や、平均をとるという頑固な習慣がある（段落74）。
・医師のような専門家は、眼にみえていつもそこにある器質的変化だけをみる傾向をもつようになり、その結果、全然観察をしていない人と同じようにひどい意見をもつことも多い（段落75）。

・「しかしながら、実際には大多数の事例はけっしてそのような存在ではないのだから、結果についての正しい意見をつくりあげる力は、その患者が存在しているあらゆる条件のなかに探し求めていくかどうかにかかっているのである。」すなわち、何かの病気のために死ぬというより、いくつかの病気を経て死に至る衰弱が蓄積されていくのである。医師は、患者が指示に従って生活を続けていけるような見通しを立てられなければ回復を保証することはできない（段落76、77）。

・「科学的な知識をもたなくても、これら諸条件を観察する力と経験をもっていれば、自分の家族や同居人があとどのくらい生きられるかについて、諸条件を問うことなく脈をとった非常に科学的な医師よりも、ずっと的確な予想を立てることができるであろう。」（段落89）

・平均値もまた厳密な観察から気をそらさせるものである。AやBがそのなかに入るかどうかを平均値は教えてくれるわけではない。死も病気も同じ生活条件から生じる。どのような生活条件なのかを精密に観察することによって予言することもできる（段落91～95）。

⑲一人ひとりの生活過程の諸条件を観察しなければ、その人の健康について判断すること

はできない。

何を、どう観察することが、なぜ必要なのかについて述べてきたところで、「何のために観察するのか」を見失わないように、と説く。観察は、生命を救い、健康や安楽を増進させるために行うことは自明の理のごとく思われながら、実際には科学的な帰結のみに眼を奪われたり、薬の貯蔵所のように患者を扱ったり、めずらしい事例として扱う傾向が後をたたない（段落96）。今日でもしかりである。われわれはナイチンゲールの次の言葉をかみしめておきたい。

96 ……医師は、中毒の疑いがある患者をみたらどうすべきであろうか。答えは簡単である。信頼できる看護師をその患者につけるか、その患者を診《み》ることをあきらめるかのいずれかである。

（「13 病人の観察」）

われわれ自身が本当にこう思い、こう主張できるような能力を高めねばなるまい。

ところで、看護師はなぜ自らを鍛えねばならないのであろうか。看護師にどのような資質が求められるかについては多くの人がさまざまなことを言っている。しかし、次の表現ほどすべての看護師を納得させるものはないのではなかろうか。

97 看護師は、他人《ひと》に頼りにされる人。換言すれば、「信頼するに足る」人であってほしい。看護師は自分がそういう立場に立たされていることに気づいていない。（「13病人の観察」）

つまり、観察についてどのように教育を積み重ねても、実際に観察する主体は一人ひとりの看護師その人である。看護師の手中にゆだねられている患者のために、われわれがすぐれた観察者であるためには信頼される人間であらねばならないのである。

そして、さらに言う。

98 ……患者に付き添っている人たちは往々にして、こんな空気では、こんな部屋では、あるいはこんな環境のもとでは、患者が回復できるはずがないとよくよく知りながら、患者には薬をのませ続け、患者を毒するものを取り除こうと努力するでもなく、患者を死に近づけている有害物から遠ざけようともしない。それればかりか、きちんと筋をとおして、すなわちそのことに関して手が打てる唯一の人に対して、自分の確信を述べようとさえしない。（「13病人の観察」）

⑳観察は看護するために行うことを忘れるな。
㉑観察するのは看護師一人ひとりであるから、その資質が観察力に影響する。
㉒観察したことを黙認するな、行動せよ。

⑲〜㉒を定式化すると、

⑷個別な生活過程の諸条件の観察者として自己を磨き、観察をもとに実践せよ。

以上をまとめて全体の構成を眺めなおしたとき、専門家としての観察能力をもった看護師を育てるための柱が示されていることがわかる。すなわち、①何をどうみるかを教えるための視点、②観察能力を高めるためにどうすればよいかの示唆、及び、③観察したことは実践に移せという教え、を軸に、教育内容を組み立てて教育方法を考えていくことができる。

「4章 物音」を読む

Noise

病人にとっての騒音とは

ナイチンゲールの看護観の骨子をつかみたいと、やや性急に主要な部分を選んで読んできたのであるが、これまでに読んだところで明らかになったことは、要するに、看護師が対象と向かい合った場合、「生命力を消耗させるものは何か」と、その人の生活過程を意識的にみつめなければ、「何をどうすることが看護することになるのか」をつかむことはできないということである。

そして、彼女は、生命力を消耗させるものを、ただ単に自然的に存在しているものとしてみるのではなく、それを人間がどう受けとめ、どう取り扱うかという社会的なあり方をも含めて取りあげようとしているのであるから、彼女が各論として取りだしているものは、すなわち「生命力を消耗させるものとして彼女自身が重視したもの」ととらえることができよう。

そこで私たちは、再びそれらの一つひとつを精読して、実践のなかで確かめていくポイントをつかみとる作業に戻ることにしよう。

では、第4章「物音 Noise」をみていこう。

1 不必要な音、すなわち心のなかに何かの予感や期待をかき立てる物音は、病人の回復を妨げる音である。病人の健康に障《さわ》ると思われる物音は、耳という器官そのものに伝わる刺激の強さ、つまり音の大きさであることはめったにない。例えば患者は、家のそばで建築の足場を築いている大きな音には一般によく堪えられるものだが、ドアの向こうの話し声、とくに聞きなれた人のささやき声などには堪えられない。

2 もちろん患者によっては、とくに軽い脳震盪《のうしんとう》とか脳に何らかの障害のある病人のように、ほんのちょっとした物音にも影響を受ける場合がある。しかし、こうした病人も、他のあらゆる病人の場合と同様に、持続的な音よりも断続的な音、つまり突然の鋭い音からはるかに大きな影響を受けるものである。要するに、衝撃を与える音のほうがはるかに影響が大きいのである。病人を突然眠りから目覚めさせるような音は必ずかなりの興奮状態に陥らせるものであるが、その種の音は、大きな音であっても持続的な音に比べて、ずっと重大で長びく害を及ぼすことは確かである。

(「4物音」)

ナイチンゲールは例によって、冒頭には、「病人にとって騒音(noise)とは何か」を明示し

---

i 編集註:連載原文では章題を「騒音」と訳出しているが、『看護覚え書』(現代社)各版に従い「物音」とした。

ている。すなわち、この段階では、病人にとっての騒音とは、物理的な大きさを基準にはかることのできないものであり、看護師としては、病人の心を悩ますたぐいの音を、病人にとってのよけいな音、つまり騒音（noise）としてとらえることの大切さを教えている。

①「病人にとっての騒音とは」を物理的な大きさで決めることはできない。
②病人の心を悩ませたり衝撃を与えたりする音が騒音である。

音に対して看護師がもっていなければならない一般論の提示に続いて、それをひきだしてきた根拠について記述しているので、どのような事実をあげているか読んでいくことにしよう。

まず、病人を突然目覚めさせると、どういうことが起こるかについて――。寝入りばなを起こされると寝つけなくなるものであるが、なぜそれが看護師にとってとくに避けねばならないことなのかといえば、病人を眠れなくすることが、単に睡眠によって休息をとることを不十分にさせたという意味にとどまらず、睡眠によって苦痛が中断されるチャンスをも奪うことになる（段落3）、と指摘する。すなわち、苦痛は絶え間なくおそってくるものであるし、ますます強く感じるようになるものであるが、それは睡眠がとれれば減弱することが期待でき、睡眠が不足すれば一層増強する。

つまり、睡眠を妨げることが休息を奪い、しかも苦痛から離れられなくするという二重の意味で生命力を消耗させることになるという点から、衝撃を与える音を「回復を妨げるもの」として重視しているのである。

そして、健康人と違って、病人は「眠れば眠るほど一層よく眠ることができるようになる」という論理をひきだしてきているのであるが、眠ることによって休息を得、体の調子がよくなることによって、眠りを妨げる力に対抗する力も増大するからよく眠れるようになると理解すべきなのであろうが、この今日的意味を探るために、私たちは夜眠れないと訴える患者について眠る力を奪っているものが何であるかをみつめ直していくことが必要であると思う。

③寝入りばなを起こすような物音をけっして立ててはならない。
④病人は眠ることで、眠る力を増すことができる。

次に、病人の注意をひき、要《い》らぬ期待をかきたてる音について——。病室内でのひそひそ話や病室のすぐ外での長話は、病人の神経を集中させ、むだなエネルギーを消耗させ、回復を遅らせることを指摘している（段落5）。つまり、病人はその話し声に聞き耳を立てるか、その話を聞くまいとしてほかへ気をそらそうと努力するか、のどちらかになるであろうが、こうした不自然な緊張や努力を強いていることに無神経でいるのはまったく残酷だ、と言う。

5 ……聞き耳を立てて興奮している病人の鋭い顔つきや気も狂わんばかりになってい

く眼に、家族や医師たちが注意を向けようとさえすれば――もちろん看護師は見守ることができ、かつ見守るべきなのであるが――こうした期待をかき立てたり、心をいらだたせたりする危険な目に二度と遭《あ》わせたりしないであろう。……（「4物音」）

こうした病人の内面の葛藤は、外から目立つ活動ではないのでうっかりすると無視されてしまいがちであるが、精神活動に費やすエネルギーは非常に大きいのである。過労に陥る危険を防ぐ唯一の方法は、その徴候をみようと思ってみること以外にない。

⑤病人のそばでの会話は、病人に緊張を強《し》い、生命力を消耗させる。

病人の神経をいらだたせるものとして、当時の女性の衣服の立てる音（衣ずれの音）や衣服のもたらす不安定でもたもたした身のこなしから立てる物音や気配についても指摘している（段落8〜）。絹のかさかさする音、鍵のがらがらという音、階段や靴のきしむ音、衣服が物をこする音、戸の開閉に立てる音、何度も行ったり来たりする看護師、すきま風でばたばた音を立てるブラインドやカーテン……などと取りあげている事柄は、いつの時代になっても一人ひとりの看護師の病人に対する心配りの程度を示す重大な指標だと思われる。

私には、このあたりの指摘を読んでいると必ず思い出すことがある。それは、第一回の卒業生を送り出したとき（高等看護学校）、数カ所の病棟に卒業生を数名ずつ配置するという重点配置計画を実施したのであったが、一カ月位たった頃、結核病棟の患者たちから、「新しいスタッフになってから病棟がとても静かになった。とくに夜が静かでよく眠れるのがうれしい」と言われ、教師一同非常に喜んだのである。近頃はこうした細やかな心づかいがだんだん失われていくようで、「敏捷《びんしょう》であることと軽やかであることと優雅であることは、まったく矛盾しないのである」（段落5）というナイチンゲールの言葉を忘れないようにしたいとつくづく思う。そして、次の言葉も――。

12 病人が、なぜ相手によって好感を抱いたり嫌悪を感じたりするのか、その不可思議な現象についてはいろいろの学説もあろうが、そのほとんどは結局、その相手がこうした不必要な音を立てないというような配慮があるかないかに帰するであろう。

（「4物音」）

病人にとって何が必要で大切な関心事であるかをつかんで看護できる看護師は親しまれ、自分に課された仕事を単なる作業として早くやり終えようとする看護師は嫌われることを示唆しているのであり、こうした実例は私たちのまわりにもたくさんある。しかし、親和や嫌悪の本当の理由は当人に意識されることは少ない。なぜならば、病人は、看護師に忘れてしまっていることを思い出させるより、たいていの場合がまんすることのほうを選ぶからだ（段落21）、という。

⑥病人の存在を意識して行動すれば、不必要な音を減らすことができる。
⑦不必要な音を立てないことは、患者―看護師の関係に大きく影響する。

このあたりからナイチンゲールの論述はもっぱら人間対人間のふれあいに焦点をしぼっていく。まさに面目躍如たるものがあると思うが、これまでは、病人にとっての騒音を、「看護師の目が届かないために発する音」、例えば窓やドアの音、ブラインドの音などと、「当事者が病人を意識しないで行動することから発する音」、例えば病人のまわりでの会話や靴音、衣ずれなどを取りあげてきたのであるが、さらにすすんで看護師自身が病人を悩ませる存在にならないためにどうふるまうことが必要か、直接的なふれあいでの「騒音」を取りあげていくことになる。どのような行動を指摘しているか、及び、どうすればよいと考えているかを列挙してみよう。

・せかされることは病人にとってとくに苦痛である。
↓病人が何か用事を話しているときは必ず腰かけてじっくりとよく聞くこと。（段落23）
・病人のそばに座りこんでくどくどと話をしているのは思いやりがないことである。
↓用事が済んだらすぐ離れること。（段落23）
・病人が看護者を見ようとして頭の向きを変えねばならない位置から話しかけないこと。

→病人の眼の届くところに座ること。できるだけ動かず、身ぶり手ぶりで話さないこと。（段落24）

・病人に伝言や頼みごとをくり返させないこと。病人に思い出す努力を強いたり、もう一度決定しなおさなければならないという負担をかけることになる。（段落25）

・病人の背後から、ドア越しに、遠くから、病人が何かをしているときなどには話しかけてはならない。（段落26）

⑧看護師自身の言動が騒音にならないよう考えてふるまえること。

これらのことがなぜ病人を消耗させるのかについて、次のように言っている。

28 これらのことは、けっして根拠のない空想ではない。次のように考えてみよう。健康人と同様に病人であっても、思考するときはいつでも神経物質が分解し、その分解は、神経物質の再生と同様に絶えず進行しており、健康人より病人のほうがより速く進む。何かを考えていて神経物質が分解されているときに、突然に他の考えを脳に強いることは、新しい努力を脳に要求することになる。もしこれらのことが空想ではなくて事実であると悟るならば、いわゆる「思いにふけっている人を驚かして」、思考を中断させることは、明らかに害を与えていることになると気づくであろう。それにしても、これは空想などではないのである。　（「4物音」）

ナイチンゲールが脳の働きについて、どの程度の知識をもっていたかは不明である。しかし、彼女が述べていることの裏づけを考えてみるならば、脳細胞が体細胞とまったく異なっており、一つひとつの脳細胞があたかも一個の生物であるかのように独自な活動を営んでいることはすでに知られており、それぞれの分業間には激しい交通がかわされる過程が「考える」ということであることもわかっている。

そして、その過程を起こす物質が脳髄でつくられること、それが二種類の窒素化合物で、中和的に働くこと、「考える」ことを可能にするためにはこの物質を構成する栄養素とつくりだすためのエネルギー源と睡眠とが必要であること、考える働きを弱めるものとして、こうした脳のしくみを支える物質を運搬する循環や脳へ伝達される刺激が重視されていること、刺激は体内（脳細胞にとっては外界）及び体外から頻繁に発し脳に伝えられるが、それを脳波にとってみるとパルスの出方が、新しい体験のときには多く、慣れてくると少なくなったり、あまり重要な意味をもたないと判断されたときは出なくなったりすることが実験によって確かめられてきた。

このような大脳生理学の知見や、人間にとって新しい体験とか重要さについての価値判断は、一人ひとりの生活過程によって異なるとか、脳の分業体制のなかで、思考の機会を多くもった事柄については認識が発展しているとか、そのときの利害関係によって枠をはめて思考することもできるなどといった認識論の知見を前提に読み進んでいくと、ナイチンゲールが説いていることには納得できることが多く、彼女がいかに鋭く病人をみつめて客観的な法則性を取りだそうとしてきたかを教えられるのである。

すなわち、病人は障害された部位の修復に多くのエネルギーを割《さ》き、疲労物質も蓄積しやすい、栄養物の摂取も障害されやすい（摂取機能が障害されなくても、病院食に対する嗜好上の問題とか、運動不足による食欲減退とか）など精神活動にエネルギーを消費するうえでマイナスとなる条件があるほかに、障害部位や新しい環境からの刺激がひっきりなしにおそってくる、見知らぬ人びとに囲まれて、次々と処置や検査に追われるといった日常生活の急激な変化のなかでは、重要でないものを自分で判断してパルスを抑制できるようになるまで、つまり適応し始めるまでには相当の日数を要するであろう。

看護することが、「生命力の消耗を最小にするよう生活過程をととのえること」であるならば、看護師は、わが身の立居ふるまいが病人にどのような刺激を与えるかをたえず自問しつつ不必要な刺激を与えないよう仕事をしなければならないのである。

⑨騒音が患者を害するということは、事実であり、根拠がある。

30 実際、この法則性は病人とまったく同様に健康人にもあてはまる。何年間も絶え間なく思考の中断を強いられていた人で、それによって思考能力を浪費されなかったという人に私はお目にかかったことがない。健康人は思考を中断されても何の苦痛も自覚しないであろうが、病人にあっては苦痛としてあらわれ、それが被害についての警告を発するのである。

（「4物音」）

具体的には、患者に話しかけたり伝言や手紙を渡したりするために、立って動いている病人をつかまえたり、呼び止めたりしてはならない。立ったままで話を聞くという努力を病人に強いてはならない。突然驚かすようなことをしてはならない（段落31）、などといささか神経質すぎると思われる指摘が続くのであるが、「非常に親切な看護師や友人たちがこうしたことをしているのを見たことがなければ、私はこんなよけいな注意をしようとは思わない」と言って、次のヒントを与えている。

35 病人の付添人および見舞客のすべてに、また病気やその経過について意見を述べねばならない人すべてに、私はひとつのヒントを与えたい。あなたと一時間ほど機嫌よく会話を交わした病人のところへ、そのあともう一度戻って、彼の様子を観察してみることである。これが患者のありのままの状態を判定するのに最良の方法である。会話の最中の行動や外見に基づいて判断をくだしてはならない。できるならばその会話のあとの夜を患者がどう過ごしたかということも注意深くかつ正確につかむことである。

（「4物音」）

この指摘は、今日、〝マイナスのストレス〟といわれている精神の疲労の問題と同じ指摘である。体の疲労は自覚されやすく、動きたくない、もう歩けないなどと自然に休息を求めるのに対して、精神活動における疲労の特徴は、ナイチンゲールが、「人は、何かに努力しているあいだは元気を失うことはない。努力のし過ぎの影響は、それが終わったあとであらわれるのであるから、興奮状態にあるときの病人をみただけで判断するのは最大の愚行である」（段落36）と述べているように、ストレスが加わってもそのことに対する意思が失われないかぎり、人間は高い緊張のもとにバランスを保ちながら生活していける。危険なのは、そのストレスが一挙に消失したときであって、激しい脱力感や不眠に悩まされたり体の変調をきたしたりすることがあるのである。

患者が看護師とのふれあいで緊張し、努力し、熱中するような徴候をみせていないかどうかということは、このような事実を知っていないと見逃されてしまいがちである。そして、大変調子がよさそうだ、元気です、などと報告されてしまうのである。この経過をみつめるという観点は、看護師が絶えず意識から離してはならないことである。

⑩患者に害を与えたかどうかは、その後の経過を観察して判断すること。

これまでに述べてきたことは、病人が本当に病気なのか、それとも気の病いなのかを見分けるうえでも役に立つ。つまり、気の病いの場合には逆の反応がみられることが多いと述べているが（段落40）、ここでは深くは言及せず、看護師のどのような言動が病人の心を苦しめるかに説き進んでいく。

まず、簡潔に明確に話すこと、あいまいな表現や経過をくどくどと話すことはよくない（段落42）。そして、優柔不断は最もいけない。なぜならば、病気のときの想像力は健康なときよりはるかに積極的でなまなましいものだから、いったん描いた状況をたびたび変更させることがいかに神経を疲労させるかを考えておかねばならないのである（段落45）。つまり、病人は自分のおかれた状態に神経を集中している存在であることを忘れてはならない、ということなのである。言葉だけでなく態度や動作も、同様にはっきりと安定した、しかも速やかなものでなければならない（段落46）。

また、一般には病人を慰めることとされている音読についても二つの注意を与えている。ゆっくりと明瞭に、普通に話す調子で読み、けっして長時間にわたらないことが一つ、読みながら病人の反応を観察すること、とくに読むことで悩まされていないかどうかを見落さないこと、なぜならば病人はそれを口にだして言えないものであるから（段落48〜50）。

それから、神経の興奮しやすい病人には、建物が粗末であるために響いてくる騒音から守る努力をしなければ激しい苦痛のなかに放っていることになると指摘している（段落51）。われわれが一人ひとりの患者の訴えをよく聞き、個別に対処しなければならないのは、人によって消耗のされ方が違うからなのである。

以上読んできて明らかなように、一般に「騒音」という言葉から私たちが考える内容とは非常に異なる内容を含んでおり、読み始めの頃はずいぶんとまどったものである。またタイトルでもある「Noise」をどう訳すべきかについても迷ったが、結局、音というのは何かが変化するときに発するのであるから、自然的な物質、人間がつくりだした物質、人間そのものがどのような音を発し、それが病人にとってどういう意味をもつかという点で追究されているのであるから、「騒音」と訳した。

それにしても、ナイチンゲールの看護という取り組みのまっとうさを教えられた想いである。毎日の実践でどのような取り組みが必要かを定式化しておこう。

〈患者一人ひとりを騒音から守ること〉

⑴不必要な物音を発するものはないか、環境に目を配ること。

⑵患者を驚かしたりいらいらさせたりする物音を立てないよう、自分の行動に留意すること。

⑶自分の言動が患者にどう受けとめられるかを常に考えながらふれあいをもつこと。

⑷患者を消耗させるものについては個別に過程をみつめながら判断すること。

「補章 看護師とは何か」を読む

What is a Nurse?

連載再開にあたって

久しいあいだ『看護覚え書』の解説を中断していた。それは、私が『ナイチンゲール著作集　全三巻』（現代社）の編訳に参加していたことから生じた、次の二つの事情によるものであった。

一つは、『看護覚え書』は同著作集の第一巻に収めることになっていたが、その原本として“Notes on Nursing”の初版本（編集註：一八五九年刊）ではなく、増補改訂版（編集註：一八六〇年刊）を用いることに決定したこと。それは、その改訂版で大幅な増補がなされていたためであり、とくにわれわれ看護師にとって見逃すことのできない「看護師とは何か」という章が追加されていたからであった。

もう一つは、『看護覚え書』はなんといってもナイチンゲールの代表作であるし、看護の本質が展開されている著作であるから、訳者らの徹底的討議を経て第一稿をだそうということになったことである。

この二つの理由から、この「解説　看護覚え書」の連載は新しい訳本が完成してからのほうがよいと判断したのであった。

今、ようやくにして完成した『ナイチンゲール著作集　第一巻』（編集註：一九七五年刊　現代社）と、改訂新版の『看護覚え書』（編集註：第三版 一九七五年刊 現代社）とを前にして、長く苦しかった期間のあれこれがまざまざとよみがえって万感迫るものがある。今回、『看護覚え書』の解説を続行するにあたって、新しい訳本が生まれるまでの、一訳者としての想いを少し述べておきたいと思う。

まず第一は、私にとって不思議でならないことであるが、これまでになぜ『看護覚え書』がその正当なる高みをわれわれの前に示してくれなかったのであろうか、という疑問である。

私の手許には“Notes on Nursing”がいくつかあるが、そのなかの一冊は一九七〇年にロンドンで出版されたものである。これは最も古い版として認められている聖トマス病院保存の本と内容は一致しており、初版本（編集註：前出 一八五九年刊）の復刻版であることがわかる。また、ルーシー・セイマー（Lucy Seymer 一八九三―一九七一）の“Selected Writings of Florence Nightingale”（編集註：一九五一年刊 マクミラン社）のなかにある“Notes on Nursing”も初版本と本文は一致し、それに労働者階級のために出版された廉価版（編集註：第三版 一八六一年刊）から付録として「赤ん坊の世話 Minding Baby」が加えられている。

このようないきさつがわかってきたので、たまたま昨年三月にロンドンに行く機会があった私は意識的に本屋や看護学校の図書室にある“Notes on Nursing”を手に取って調べたが、増補改訂版（編集註：前出 第二版 一八六〇年刊）の特徴である補章「看護師とは何か What is a Nurse?」の付いたものは見当たらなかった。これらの事実は、少なくとも看護理論の発展が遅々として進まなかったことと無関係ではありえまい。

なぜならば、『看護覚え書』はあくまでも理論書であって、文学書ではないからである。文学書ならば、例えば三島由紀夫や川端康成が亡くなったときの初版本の高騰ぶりをみてもわかるように、文学においては作者の精神の燃焼の表現であるから、改訂ということは起こりえず、それが初めて活字になった第一版が価値をもつのはうなずける。

しかし、理論書においては、著者の認識が発展するたびに、またよりよい表現方法を見出しえたときに改訂がくり返されるものであろうから、本来ならば初版本が最も価値が低いはずである。事実、増補改訂版には、各章にも予想外の手が加えられていることが訳業を進めていくうちにいっそうはっきりとしてきた。

つまり、初版本のみの理解では及びもつかないような理論的な押さえが随所にあり、私はしばしば興奮して文字どおり寝食を忘れるほどであった（私には夜業がはかどらないときに口を動かすことが多くなるという変なくせがあって、体重の調整に苦労するのであるが、こういうときには心身ともに満たされて爽快となる）。例えば、すでに解説を試みた'Ventilation and Warming'（「1章 換気と保温」）にしても、'Health of Houses'（「2章 住居の健康」）にしても、ほとんど倍のページ数にふくれあがっており、そのなかに盛り込まれた具体例から、われわれは当時の人びとの生活の様子を生々しく思い描きながら、ナイチンゲールが現象から論理をひきだしてくる能力がいかにすぐれていたかを直接読みとることができる、といった具合である。

にもかかわらず、この書のこうした扱われ方は、当時の人びとがナイチンゲールの活躍の華々しさに魅せられて、ナイチンゲールの書いた本として、つまり文学書的な迎え方をした、ということを意味しているのであろうし、看護関係者にも「彼女にあの働きをさせた力は？」という疑問を解くための手がかりとして、つまり理論書として評価され学び続けられることの少なかったことを示している、といわざるをえまい。

もっとも、W.J.Bishopの解題によれば、当時“Notes and Queries”誌の書評では、「ナイチンゲール嬢のクリミヤにおける活動はまさにたぐいまれなるものであった。しかし、それがはたして彼女がこの『覚え書』の出版によってなしとげたものを凌駕《りょうが》していたかどうかについては、判断に迷うのである」と記され、また、ハリエット・マーティノーをして、「私のみるところでは、これはまさに天才的な著作であり、これはおのずからそのような波紋を拡げていくであろう。この本には真実がこもっており、しかも強烈である。それゆえに、これは何よりもまず看護の大系を創造していくものとなるであろうことを、私は疑わない」と言わしめた（『ナイチンゲール著作集　第一巻』現代社　四四五頁）のであるから、問題は、われわれが、なぜナイチンゲールの到達しえた高みが正しく受けとめられ伝えられてこなかったのかという原因をしっかりと見定めて、あやまちをくり返さないようにしなければならない、ということに落ち着くのである。

そこで私は、『看護覚え書』を読んだときハッと気づかされたというような経験をもつ実践家に、ナイチンゲールがどのような事実から何をつかみとってきたのかを正しく観念的に追体験する取り組みに本腰を入れよう、という呼びかけをしたいのである。そうすることによってのみ、「看護とは何か」という原理論を、感覚としてではなく、理論として学びとることができる、いや、そうしなければ看護の原理（＝本質＝一般性）をつかみとることなど不可能に近いと断言してもよいくらいに思っているからである。

第二は、なんといっても文章――すなわち著者の認識の表現――を頼りに、ナイチンゲールの認識を探ること自体が非常に困難な作業であること、つまり、同じ文章を眺める訳者ら一人ひとりの論理的基盤の相違から、各人が脳裏に描くイメージは、当然のことながら異なっていたし、それを日本語で示すとなると、また日本語に対する感じ方、受けとめ方も異なっていて、こうして一冊の本となる日が来るのだろうかと思えるほど意見が割れて激論になることもしばしばであった。そんなときの最終決定は、看護実践を進めるうえでの現実的な論理の光を当てて行うほかはなかったが、実のところそれを主張するには相当の勇気が必要であった。しかし、ありがたいことに学問的な追求ということで一致できるグループ・ワークであったがゆえに、いちおうの完成をみることができたのである。そして今、われわれには実地に活用しつつ確かめていく課題が残されているということである。

このような作業を経て完成した訳本、『看護覚え書』（改訂新版）であるからこそ、本腰を入れてナイチンゲールから学ぼうとする方にはぜひ『原文 看護覚え書』（現代社 一九七四年）で読み進んでほしいと心から思う。原文から直接読みとる場合には、無限の自由さがある。それのみならず、学びとるときの友との語らいにもまた自由な言葉がある。ナイチンゲールがつかみえた看護の心と情熱とを、自分の心のなかに根拠のある土台を据《す》えて燃え立たせることができれば、われわれはナイチンゲールから学んだことになるのである。

語学へのコンプレックスは専門書を読む場合には投げ捨ててもよい。なぜならば、個々の細かな字句にこだわることが大事なのではなく、原文から論理を汲《く》みとることこそ、すなわち著者が何を根拠として何を言いたいのかを汲みとることこそ、われわれにとっては大事なのであって、細かな作業は、訳者にとっては大事な問題であっても実践家にとっては大きな誤謬《ごびゅう》をもたらすものではないからである。この意味からいえば、この道で実践してきた経験の積み重ねは、ナイチンゲールの言わんとすることへの理解を大いに助けてくれるであろう。

こうした動きは、実はあちらこちらで始まっているようである。先日もある看護学生から、英語の先生を顧問に原典を読む会をつくったと聞かされた。また、あるハガキには抄読会での疑問が記してあった。現場で実践するための生きた学問を求めるこうした動きは大変心強く、私も声援の意図を込めて解説を続けることにしよう。

「看護師とは何か」に含まれる論理――相互浸透

解説再開の第一歩は、なんといっても、初版本にはなかった補章の「看護師とは何か」から始めねばなるまい。

私がこれを、現代社の小南吉彦氏のご尽力によって読むことができたときの驚きと得心の気持ちをどう伝えてよいかわからない。ナイチンゲールがこの書で、専門家への語りかけをなぜしなかったか、理論的な提示をなぜしなかったのか、という疑問と物足らなさが一度に払拭された想いであった。そして同時に、看護の道を選んだ人たちが、このナイチンゲールの語りかけを読んで巣立っていくことのあまりにも遅すぎたことが残念でならなかった。もし、学生のあいだに彼女の説く看護のＡＢＣの真の意味をつかみとることができれば、看護師の頭を占める問題意識にも何らかの変化がもたらされたのではないかと思うからである。

では、彼女は看護師のＡＢＣをどのように説いているであろうか。前置きがずいぶん長くなったが、早速読み進んでみよう。

[1] この本は、看護から詩的趣《おもむ》きをすべて取り去ってしまって、人間の仕事のうちで最も無味乾燥（prosaic）なものにしてしまった、と人びとは言うであろう。わが愛する姉妹よ、教育の仕事はおそらく例外であろうが、この世の中に看護ほど無味乾燥どころかその正反対のもの、すなわち自分自身はけっして感じたことのない他人の感情のただなかへ自己を投入する力をこれほど必要とする仕事はほかに存在しないのである。――そして、もしあなたがこの力をもっていないのであれば、あなたは看護から身を退《ひ》いたほうがよいであろう。患者に、自分が何を感じているかを言う努力を強いることなしに、その表情に現れるあらゆる変化から読みとれること、これこそ看護師のＡＢＣ、基本なのである。……

（「補章　看護師のＡＢＣ、看護師とは何か」）

ナイチンゲールが看護師の基本的な能力として要求したものは、他人の感情のなかへ自己を投入する能力であり、それは、看護師であるならば、患者に自分が感じていることを言わせなくても、患者の変化を観察することによって心の動きを読みとれなければならないからである、と言う。しかも、この能力をもたない人は看護師には適さないという明確な宣言である。

なぜか、そして、どうすればこの能力を身につけられるのか。ナイチンゲールは、このことの理解を助けるために、いくつかの手がかりを与えてくれている。

1 ……もし受持ち患者が（病人ではなく）高価な家具であったり病気の牛であったりしたら、はたしていま自分のしていることと違った世話の仕方をするであろうか。私にはわからない。それにしても、看護師は単なる昇降機（エレベーター）やほうき以上の何ものかであるに違いない。患者は、きれいに手入れして壁につけて並べ、傷がついたり破損したりしないように気をつける、そんな家具とは違うのである。……

（「補章　看護師とは何か」）

看護師の基本として要求した能力の根拠として、患者は「高価な家具」や「病む牛」ではないということ、及び、看護師は「昇降機」や「ほうき」ではないということをあげている。これは何を意味しているであろうか。われわれが高価な家具を持っていたら、おそらくよく手入れし、他人や自分も不注意から傷つけたりしないようなところに置き、動作にも注意するであろう。これは要するに、患者を傷つけまいとする看護のしかた、病気に障《さわ》るようなことはすまいという看護師の取り組みを指しているといえよう。

では、もし牛が病気になったとしたらどうするであろうか。おそらく牛の様子を眺め、知恵をしぼって病気がよくなりそうだと思われるいろいろなことをするであろう。例えば、水を飲ませ、やわらかな草を与え、牛小屋を清潔にしたり、新しいわらを敷いてやったりすることであろう。つまり、こうした取り組みは、病気の回復によいと思われる条件を看護師がととのえていく取り組みを指しているといえよう。ナイチンゲールはこうした取り組みの程度では、看護師は昇降機やほうきとあまり違わない、と言うのである。

では、ナイチンゲールをしてこう言わしめた背景について少し探ってみたいと思う。

ナイチンゲールは家族の激しい反対のなかにありながら、アレクサンドリアの病院見学をしたり、カイゼルスウェルトで三カ月間の訓練を、百十一名の訓練を受ける女性たちとまったく同じ生活をしながらやり通したりすることで、自分自身のなすべきことに強い自信をもつようになっていった。そして、たまたまロンドンのハーレー街の慈善病院の責任者として、シドニー・ハーバート夫人から推薦されたとき、喜んで引き受け、父親の支持と経済的な保証（年五百ポンド）を得ることができたのである。年齢はすでに三十三歳になっていた。

病院での彼女の仕事は、病人の寝衣やシーツ類、病室のすみずみを清潔にすることであり、病室に湯を送るパイピングをすることであり、病人食の改善であり、食事を運ぶためのリフトをつけて看護師の昇り降りをなくし、ベルを取り付けて病人との連絡がよくとれるようにすることであった。「働きよい設備をしないで、ただがむしゃらに駆けまわったところで、よい看護はできない」というのが彼女の信念であり、数々の創意工夫は慈善病院の委員である貴婦人たちを驚嘆させたのであった。

「看護師は昇降機やほうき以上の何ものかである」という言葉も、こうした彼女の看護への取り組みを背景に理解する必要がある。われわれは具体的な設備や仕事のしかたが変わった今日にあって、「何をどうすればもっと看護しやすくなるか」という創意と実行力において学ばねばならないところである。

さて、ナイチンゲールが当時の看護師をどうみていたかがわかったのだから、彼女のいう看護師であるためにはどのような取り組みをしなければならないかを理解しなければなるまい。そこで、この章の冒頭に取りあげられている、「高価な家具」「病む牛」「人間」と並べられた手がかりから論理を探ってみよう。

家具は「物質」であり、牛と人間は「生物」である。生命のないものと、あるものに対する人間の行動の違いは、物質は静的存在であるからこちら側の行動規制で思うような管理ができるのであるが、生物は変化し続ける有機体であるから、そのもののあり方や変化の方向を見定めなければよい行動を決定することはできないという点にある。

「病む牛」の場合には、例えば、食べさせないほうがよいのか、食べさせねばならないのかという見方で、病む牛の回復への方向に影響する諸因子及び相互の関係を考えながら、その牛を観察して探らねばならないのである。その取り組みが間違っていれば、病む牛のうえに直接響いてくる。人間は、家具や牛とは論理的に異なる存在であるのに、当時の看護は、「傷つけまいとする取り組み」や「病気だけを治すためのよい条件をととのえようとする取り組み」が横行していた、というのであろう。

では、「牛」と「人間」との違いをどこにおいているのであろうか。看護師が物を運搬したり清潔にしたりするための道具ではないとしたら、いったい何ができるのであろうか。ナイチンゲールは、優秀な看護師について次のように述べている。

1 ……彼女はその赤ん坊が「言う」ことのすべてを、そしてほかの誰にもわからないことを、自分だけは理解しているという確信をもっているばかりでなく、赤ん坊のほうもほかの誰かが言うことはわからなくても、自分の言うことはすべてわかってくれている、と固く信じている。

（「補章　看護師とは何か」）

つまり、ここに述べているのは、赤ん坊と看護師とのあいだに、自分が相手をわかるだけでなく、相手も自分をわかってくれているという「精神の交通関係」が成立しているという指摘である。続けて読んでみよう。

2　看護師はこれと同じように、患者の顔に現れるあらゆる変化や、態度上のあらゆる変化、また声のすべての変化について、その意味を理解《すべき》なのである。また看護師はこれらのことについて、自分ほどよく理解している者はほかにはいないと確信がもてるようになるまで、これらのことを探るべきなのである。おそらくは間違いもおかすであろうが、《そうしている間に》彼女はよい看護師に育っていくのである。……

（「補章　看護師とは何か」）

こうして読んでみると、ナイチンゲールの看護師観は、他人との精神の通じ合いを欠いては看護師としての基本が身についているとはいえないという指摘にとどまらず、その基本は、患者を観察し続けることによって、つまりその努力を重ねるうちに身についてくるものであると考えているところに特徴があるといえよう。

つまり、人間と人間とのあいだに「わかりあう」という状況が生まれるためには「時」が必要なのであって、その「時」が意味するものを学びとらなければ、本当にナイチンゲールの語りかけを理解したとはいえないのである。

では、その「時」をどのように過ごすことが看護師になりつつあることなのであろうか。

4　人びとはよく、十年とか十五年とか病人をみてきた看護師のことを「経験を積んだ看護師」であるという。しかし、経験というものをもたらすのは観察だけなのである。

観察をしない女性が五十年あるいは六十年、病人のそばで過ごしたとしても、けっして賢い人間にはならないであろう。

（「補章　看護師とは何か」）

観察し続ける「時」をもつことが看護師を賢くする、つまり、経験を積んだという目安として「経験の内容」の側面を鋭く指摘したこのところは、とかく形式の側面を重視しがちなこの社会にあって、爽《さわ》やかである。

では、「観察」するとはどういうことであろうか。

3　「患者は見つめられるのを嫌う」というのは、不注意な看護師の誰もがいう言い訳である。まさにそのとおりである。病人は誰でも、そして子どももみんな、「見つめられるのはいや」なものである。しかし、自分が看護している子どもや患者のことを本当によく知り、また理解している看護師を見つけだして、彼女の患者たちが、「自分は監視されてきた」と感じているかどうかを調べてみてほしい。本当に注意深い看護師が、彼女が知っていなければならないこまごましたことを知るのは、じろじろと患者を見つめることによってではない。……

（「補章　看護師とは何か」）

「観察」ということについても、さらに内容的な突っ込みをしていく。そして、「監視する見方ではない」と常識的な受けとめ方をはね返している。

では、どうすればすぐれた観察ができるのであろうか。ナイチンゲールはこれを精神病者に影響を与えた、ある男性のすぐれた観察力を例に取りあげ、次のように述べている。

[3] ……その人は、一見したところ、ただぼんやりとしているようにみえる。彼は椅子《いす》に上体をあずけて目を半ば閉じているだけである。そうしている間にすべてを見、すべてを聞き、すべてを観察する。そして人びとは、彼が、二十年も生活を共にしてきた人たちよりもはるかに自分について知っている、と感じとるのである。精神病者たちに及ぼした驚くべき影響力を彼にもたらしたものは、この非凡な観察能力と、いま目にしていることが暗に含む意味を理解する能力とにほかならない、と私は信じている。

（「補章　看護師とは何か」）

この精神科医の行動の特徴は二つある。

一つは、まるでそこに存在していないようにみえるこの人の頭のなかに、どのような働きがあったかということである。おそらく、そこにはナイチンゲールがこの章の冒頭に述べた「自分自身はけっして感じたことのない他人の感情のただなかへ自己を投入する」という働きがなされていたと考えることができよう。

なぜ人間はそのような働きができるのであろうか。今日ではすでにこの働きについて理論的に解明されており、「自己の観念的な二重化」とか「自己の他人化」とか「観念的な自己分裂」とか称されているが、この能力は人間すべてに備わっている能力である。人間が他の人間を理解するということは、もって生まれた幼い能力が発達して、相手の立場を知ることを学び、自分がまず観念的に分裂する能力を身につけ、その能力を駆使して他人の立場を追体験するというプロセスを重ねながら、お互いにわかりあいを深めていくということなのである。

これができるようになったとき、はじめて他人を他人として認めえた第一歩なのだというこ と、そしてこれが看護師の欠くべからざる能力だというナイチンゲールの指摘の第一は、要するに、「相互浸透」の理論を意識的に使え、という指摘であって、人間が人間によってつくりつくられるという存在であることを看破していることに注目してほしい。

今日ではすでに常識となっているこうした科学的な人間観について、ナイチンゲールの見方をもう少し聞いてみよう。『看護覚え書』と同時期に出版した"Suggestion for Thought"(「思索への示唆」『ナイチンゲール著作集 第三巻』現代社 所収)のなかに、

「生まれたときの各個人のもてる力、この能力の発達と進歩は、明らかに大幅に人類に委ねられている。自らの種そのものにこれほど依存する種は、人類のほかにはない。こうした考えは、人間が人間を完成させるということ(経験的にはいえることであるが)を示唆していないだろうか」

という指摘がある。人間がそういう存在であるからこそ、相手から学ぶことによって自らが次第に看護師としてつくりあげられていき、その看護師によって患者もまた自分の気づかなかった力を見出し変化していくのである。

第二の指摘は、こうした人間同士の精神のふれあいは、それぞれの人間が体験したことを、どのように受けとめるかということを抜きにして深めることはできない。そこで、「現象的なあれこれが暗に含む意味を理解する能力」という指摘をしているのであって、このことの重みが重視されなければならない。これがすなわち、対象から論理をつかみとるという働きなのである。

この二つの能力は、「教育の仕事はおそらく例外であろうが」とナイチンゲールに言わせているが、それは彼女の生活過程のあり方と関連が深いのであって、認識の発展と生活過程のつながりを理解するためにも、次のエピソードを記しておきたい。

ナイチンゲールの少女時代に深い影響を与えた人物の一人に、フランス人の若い家庭教師であったミス・クリスティーという人がある。

この人がナイチンゲール家に来たときには、父親とナイチンゲール、母親と姉というつながりが深くなって、家族のなかに小さないざこざが起こりやすい状態であったようである。美しいものの好きな姉と、数学や字を書くことの好きなナイチンゲールの、それぞれの得意を存分に伸ばすことを通して家族の対立をなくそうと試みたミス・クリスティーから、ナイチンゲールは本当の親切、本当の優しさとはどういうことかを学びとったと思われる。頭が鋭く頑固で熱中するタイプの少女であったナイチンゲールは父親以外から理解されることが少なかったところへ、ミス・クリスティーの優しく受けいれる態度を通して自分の日常の態度にも気づき、「これからはどんなことがあっても仲よくしていきましょう」という手紙を姉に書いている。

ミス・クリスティーが結婚してフランスに帰り、やがて急病で亡くなったときの悲嘆ぶりは、E.T.Cook の“The Life of Florence Nightingale”のなかにも記されているが、看護師と教師の仕事が女性の情熱を注ぐ職業として取りあげられていくナイチンゲールの思考過程をいろどるエピソードとして無視できないように思われる。

こうした体験を通して、人間が人間に直接働きかける仕事に要求される土台は、「相互浸透」の理論であるという共通性が抽出されていったのであろう。[i]

---

i　編集註：この連載第6回文末には「この項、次号に続く」と記されたが、次の連載までに十年の空白があり、直接的に稿は継がれなかった。ちなみに相互浸透とは弁証法の根本法則の一つとされ、三浦つとむは「人間たちは相互にはたらきかけており、精神的・肉体的な活動を相互に交換し合い、相互につくり合うという相互浸透の中で生産を行い生活をいとなんでいる」（弁証法はどういう科学か、講談社現代新書、一六三頁）と述べている。

#「12章 おせっかいな励ましと忠告」を読む

Chattering Hopes and Advices

三度《みたび》となる解説再開にあたって

私が『看護覚え書』の解説を書き始めたのは、「綜合看護」一九七二年三号からであったから、もう十四年も前のことである。年月の経過の早さに驚きながらあらためて振り返ってみると、この期間には看護史上に残るできごとが続出している。

わが国初めての看護学部の創設、ＩＣＮ東京大会の開催、大学院修士課程の設置、看護学士・看護学修士号の新設、日本看護科学学会の発足、看護短大・看護大学の増加等々である。看護理論についてみれば、『ナイチンゲール著作集　全三巻』（現代社）が一九七七年に完成してわが国のナイチンゲール看護論への関心が高まり、第十四回日本翻訳文化賞を受賞したことをきっかけに、英国、西ドイツ、オーストラリア、アメリカとの交流や他分野の方からナイチンゲール文献について問われることも多くなった。一方、アメリカでは十指を超える看護論が発表され、看護理論家のカンファレンスも開催された。それら看護論は相次いで訳出や講演会やシンポジウムがもたれ、看護学史上かつてないほどの活況を呈している。

こうした歴史の流れのなかにいて、ナイチンゲール文献から実践方法論も学的方法論も受け継いで発展させようとしている私の心には、年々不満足感が高まるばかりであった。

ナイチンゲール文献はほとんど読まれていないのではないか、少なくとも学問的な読まれ方はしていないのではないか、ナイチンゲールはもはや「近代看護の祖」という象徴としての位置づけでよしとされているのだろうか、私の試みは学生たちやナイチンゲール看護論に拠《よ》って立つ人びとの看護への姿勢に安定感をもたらしたという事実は否定できない、しばらくのあいだナイチンゲール看護論に拠る検証例を増やすことにエネルギーを集中するほかはないだろう……等々といった複雑な心境で、ひたすら教育・研究上の工夫に打ち込んでいた。

ところが、この春、一人の看護学生から次のような手紙を受けとったのをきっかけに、全国の看護学生たちのためにも『看護覚え書』のまだ解説していない章を取りあげて、先達からの学びを深めるための手ほどきを行ったほうがよいと思うようになったのである。

手紙の一部を紹介する。

「……（『看護覚え書』の）感想を申しますと、看護師の魅力の一部がみえました。人間性としてかなり高度なことが求められていると感じました。生きがいがあり、誇りのもてる職業のようですね。まだ助走している段階なので強く言えないのが残念です。（中略）そこで、「あれっ」と思った部分があったのでご意見をお聞かせいただけたらと思っている次第です。「12章　おせっかいな励ましと忠告」のなかの、「病人は、自分の身のま

---

i　編集註：前回の連載（一九七六年　一号）から十年の休止を経ての連載再開。

わりのできごとに対して《つり合い》の感覚に欠けるという点で子どもと似ているといわれているが、それはまったく正しい」。この「まったく」という部分が気にかかったのです。できれば原書を紹介してください。」

私は、この章が、このような読まれ方をしていることに大変感動してしまった。というのは、ナイチンゲール看護論を、自然環境を重視した看護論であるとする人たちがあるが、その人たちはこの12章を簡単に読み流してしまったであろうと思っているからである。

実のところ、この章は「看護の根本矛盾」をひきだしてくれた重要な章なのである。そして、そういう章をこの学生が頭を働かせながら読んでいることを知ってうれしいのである。つまり、この学生は単に文字を追うだけでなく、病人や子どもを生き生きとイメージしながら読んでいたから、「あらっ」と思えたのであろう。

本を読むときは、文字を手がかりに、著者の頭のなかに描かれている「像」をつかもうと努力しなければ、著者の認識に近づくことはできない。看護の経験をもたない学生が「もう一人の自分」をつくりだして著者の頭のなかにとび込ませてみたものの、著者の頭のなかの「像」をつかむことができず、自分の頭に描いた病人と子どものイメージは似ているとは思えないのに、どうして「まったく正しい」なんて言えるのだろう、とひっかかったことが推測できる。

そこで、自分よりは「もう一人の自分」の活動のさせ方がうまいはずの訳者の意見を聞いてみよう、そして著者の生の言葉を知ることができれば、自分も得心できるかも知れない、というように頭が働いたとすれば、これこそが主体的な学習姿勢なのである。最近の学校教育では主体性を尊重する余裕がないのか、主体性を発揮する場が変わってきたのか、学生のこのような頭の働きに接することはめっきり減ってしまった。

というわけで、私が喜んでしたためた返事は、以下のとおりである。

「……『看護覚え書』を、考えながらしっかりと読んでいらっしゃる様子にうれしくなりました。

さて、お問い合わせの部分ですが、原文では次のようになっています（段落29）。

It has been very justly said that sick and invalids are like children in this, there is no *proportion* in events to them.

下線を引いた語をみれば、ナイチンゲールが大変強調していることがおわかりでしょう。つまり、赤ん坊は他人がどう思うかというような（外界からの刺激を問いかえす）頭の働きはまだありませんね。幼い子どもも何かに夢中になると他のことは見えなくなりますね。病む人や傷ついた人も、からだのなかの「敵」とたえず会話を交わしていて、つまり、わが身に起こったことで頭がいっぱいで、他のことを入れる余裕の全然ない状態なのだというような見方を、ナースに教えたかったように思われるのです。

ナースが、赤ん坊をよく観察してその必要性をすべて充《み》たそうと取り組むのと同じような気持ちで、病む人や傷ついた人をみつめることができれば、その人の必要としているることが、その人の位置からみえてくるのではないでしょうか。私はそんな気持ちを込めて「まったく」という言葉を選びました。「まことにうまく言い得たものだと思うが」と訳してもいいでしょう。なお、『原文看護覚え書』は現代社からでています。……」

看護の根本矛盾への認識

では、ナイチンゲールがこの章に託した認識はどのようなものであるか、まずは段落ごとに読んでいくことにしよう。以下に示すとおり、解説にあたっては、各段落中の意味を示す重要な言葉（キーワード）を拾いあげていくことにした。

1・病者より、忠告者の方々へ

この12章の第一の特徴は、ナイチンゲールが自らを「病者」の位置においていることである。彼女のいつもの展開のしかたでは、まずそのテーマについて彼女がひきだしてきた結論（論理）から述べ始めるところであるが、なぜこのような展開をしたのであろうか。

2・ずっと病気がちで暮らしてきた私は

・あらゆる種類の忠告を
・私の病状を《最も精《くわ》しく》知る立場にあった人たち
・医師の助言など無視して
・気まぐれな忠告者たちの助言に従ったとしたら
・他の人びとも皆似たような忠告で
・ひたすら自分をまもるために
・言う《しかない》

ここで、この章はナイチンゲール自身の患者体験から書かれていることがわかる。その体験とは、忠告者からの激しい攻めに悩みながら、ひたすら防戦に努めているというものである。

これでようやく「おせっかいな励ましと忠告」というタイトルのイメージが定まってきた。患者に対して気まぐれな期待や忠告を騒々しく述べ立てるうるさい人びとの群れが、どんなに患者の生命力を消耗させるものであるかをわれわれに伝えようとしている章なのであろう。だとすれば、それに対する看護上の判断基準や、看護の方向性をも示してくれているのではないかという期待も生まれてくる。

この段落で注目してほしいのは、「患者」と「医者」と「忠告者」という三者間の構造である。健康を害して自分の思うように生活できなくなった人、他人の健康状態を観察し、よい状態に向けて指示する専門家、患者とつながりのある多くの人びと、という図式が、彼女の頭のなかに描かれているのである。

3
・「おせっかいな励まし」
・最悪の習慣
・病人を悩ませ病人に忍耐を強いる
・私自身も含めて大勢の病人たちを観察してきた長い経験から
・厳に慎《つつし》んでいただきたい

段落3では、段落2で述べた事実に対する見解は、自分自身の個人的な経験だけでなく、多くの病人を観察してきた経験からも裏づけられた普遍性のある見解であるから、こんな悪い習慣はやめてほしいと強調している。

ここにナイチンゲール看護論の大きな特徴がある。直接の体験から何かを感じとったときには、ただちにその問題意識についての事実をたくさん集めて検討している。彼女の統計についての業績は世界的に有名であるが、その根本には、個別事例のなかの〈一般性〉を追究しようとする考え方が強いのである。つまり、これは彼女の理論家としての資質であり、看護研究上の重要なポイントでもある。

4
・今日の医師たちは
・本当の病状を知りたい病人に
・真実を告げる

この段落4は、段落3の構造における、専門家と患者との位置が、上下関係から横の関係へと移りつつあることを示している。一般的にいって、文明が進むということは人びとのあいだに共有財産が増えていくことである。人間が生きるうえで必要なものが、物質面はもちろん精神面においても次第に社会化されていくのが人類の歴史の歩みである。この段落で示された内容は、今日の癌《がん》告知の問題と重なるであろう。真実を告げるかどうかを判断するための重要なポイントは、本当の病状を知りたいと願う病人たちをどのようにしてみきわめていくかということである。彼女はこの点についてどう述べているであろうか。

5
・見舞いの友人（医師であっても）が病人の様子をざっと観察
・主治医は何年にもわたる観察と綿密な診察
・主治医の観察には及ぶはずがない

この段落5にもナイチンゲール看護論の特徴がよくでている。友人がたとえ医師であったとしても、主治医の観察には及ばないという論理をひきだしてきた方法に注目してほしい。

「医師」という共通性をそろえ、そのうえに「観察する」という共通性を重ねても、なお「ざっと」と「何年にもわたる」という相異性があるから、主治医の観察のほうがすぐれている、という取りだし方をしている。ここから、病人であるその人が真実を本当に知りたがっているかどうかは、長く関わって観察しなければわかるものではない、という彼女の判断が読みとれる。

このように、事象の論理をひきだすには、必ず〈共通性〉を押さえたうえで、どのような〈相異性〉があるかを考えていけばよい。この論理能力はよりよく生きるための要《かなめ》となる能力であるから、意識して鍛えていってほしい。人間という複雑な対象に働きかける看護師の論理能力が低ければ、作業レベルの看護しかできないことになるのだから。

6

・病人も常識をもっている
・医師の見解とくい違う（見舞客からの）意見で元気づけられるであろうか
・結果的に医師の見解の誤りもある
・圧倒的に誤りが多いのはどちらか

段落5でナイチンゲールがどのような医師に信頼を寄せているかがわかるが、続いて、病人も人間であるから、生活経験や病人経験のなかでものごとの道理を見抜けるようになるものであると指摘している。そして、もちろん医師にも誤りはあるが、それはあくまでも結果としていえることだと言う。そして、その誤りという共通性を取りあげて、専門家と非専門家とではどちらが多いであろうか、と比較させようとしている。まことに説得力のある話し方である。

7・この種の友人たちの励まし
・病人は倦《う》み疲れて気が滅入る
・いちいち説明する努力をして
・結局、病気のことばかりを思い煩《わずら》う

この段落7では、なぜ病人が消耗するのかについて述べている。病人は自分の頭のなかに自分の病気のイメージを描いているものであるが、そのイメージとくい違うことを見舞い客に言われた場合、相手が善意であるだけにていねいに対応する破目《はめ》になりやすい。そうすると、病人の頭は、自分の病気のことばかりを考え続ける状態におかれてしまう。それでなくても自分の病気について気になっているであろう人に、他人に向かっていちいち説明するという負担を負わせることになるから、結果として病人を消耗させる、というのである。

なおこの段落7では、例外として、未経験者に対する経験者からの忠告の効果を、初めての妊娠で恐れを抱いている場合を例にひいて述べている。また、自分のことを話したがる心気症の患者については除外している。

8
・もうひとつの場合
・このほうが多い
・患者が受け応えばかりしている場合
・友人たちの思いやりのなさに気が滅入る
・孤独を味わっている
・思っていることを何でも話せる相手がいたら
・「思いがけない」ということは注意して観ていなかったため
・病人は訴えて説明することは無意味だと悟って

患者を消耗させるもうひとつの場合は、段落7の場合が、患者の努力によって見舞い客との関係が成立しているのに対し、患者があきらめてしまい、見舞いの友人たちに何も訴えなくなる状況について述べている。すなわち、友人たちが患者の立場に立とうとしないことから、患者を追い込む場合である。患者は友人たちに囲まれていながら孤独をかみしめ、たった一人でもよいから何でも話せる人がいたら、と充《み》たされない気持ちにおそわれているのである。患者の訴えをよく聞くだけでなく、何も訴えない患者がどんな気持ちでいるのだろうかと心を寄せていくことの大切さを指摘している。

ここまでの段落で、患者の生命力を消耗させるものとその根拠を述べたことになるが、以上は慢性疾患患者についていえることである。急性期の患者は肉体的な苦痛（そのとき頭に送られてくる体内からの刺激）や中断した仕事（それまで頭のなかを占めていた刺激）には心が向かうが、死についてはほとんど関心を寄せない（段落9、10）、とみている。これは、人間は体験を通して先を読む力を身につけるということを思い起こせば、その人の脳が生命の危険を知らせる刺激に慣れていないのであるから得心がいく。まさかという気持ちで、死を暗示する刺激をやりすごしてしまうのであろう。また、神経を病む患者について、空想をたのしむことがあるという理由で除外している。

そして、自分の病状を知り過ぎるほど知っており、医師からはふつうの生活に戻ることは難しいと言われ、事実、ひと月前にはできたことをあきらめなければならないというような状況におかれている慢性疾患の患者に「おせっかいな励まし」をすることは激しく消耗させることになるし、その内容たるや矛盾や無責任そのものであると嘆きつつ、なぜ人間は自分勝手な見方で他人に介入できるのだろう、そういう行為は病人の努力に汚点《しみ》をつけるようなものだ（段落12〜17）と怒る。

このことが、実は、「看護の根本矛盾」なのである。患者というのは、ヴァージニア・ヘンダーソン（一八九七―一九九六）も言うように、体力や意志や知識が不十分であるから、他人の助力を仰がねばならない状態にあるのである。その他人は専門家であるゆえに、患者に介入できるのである。そして、その専門家としての介入は、患者の自立をめざして行うのであるから、患者の自立への努力を支えるものとして吟味されねばならないのである。

どのようにか。ナイチンゲールの方法を聞いてみよう。

彼女が看護師に望むことは、見舞い客の説教を耳にしたら、その患者の被害を察知できることである（段落18）。「病気の本当の苦悩についてよく知り、よく理解している人の、なんと少ないことか。健康な人間が、《看護師》でさえも、わが身を病人の生活におきかえたりすることのなんと少ないことか」（段落19）と。

このナイチンゲールの嘆きは、病人の頭のなかにとび込んで、その人の苦悩を感じとる心を育てよ、そしてそのためには、自分を患者の位置においてその生活の様子を考える力を鍛えなさい、ということにつながる。これこそが看護の基本ともいうべき内容である。

「患者の立場に立て」という言葉は安易に用いられているが、患者の状態をよく観察しなければ、相手の位置に自分を移すことはできないし、ましてやその人の頭のなかにとび込むこともできないはずである。ナイチンゲールは、そのすぐれた観察力と、観察したことの意味を洞察する能力とによって、患者から学び、看護の方向性をいくつか示してくれている。こうした取り組みが病人の生きる力を支えるかどうかは、それぞれの時代を生きるわれわれが具体的に検証していかなければならないのである。

以下、この章の後半の段落についてみておこう。

20 病人に喜びをもたらすことに努めよ。

21 心配ごとを話すときでも、同時に喜ばしいことも話せるはずである。

22 病人は楽しい消息《たより》を聞くことを喜ぶ。

23 病人は具体的な善や正しいことが成功した話にも喜びを感じる。

24 自分がもはや行動できないからこそ、善《よ》いことが行われた話を熱望するのである。

25 寝たきりになった病人の、思うようにならない気持ちを感じとり、その気分をかえる取り組みを忘れまい。

26 病人にはつらつとして細やかな心配りを。

27 赤ん坊と病人の組み合わせほどよいものはない。両者によい環境をととのえれば病人の心は生き生きしてくる。あどけない幼児とも長時間でなければよい。

28 病人の心が働いているときには彼の心を乱してはならないが、そうでない場合は《心を乱さなければ》ならない。よい刺激は苦痛の軽減に役立つ。

29 病人はまわりのできごとに対して《つり合い》の感覚を失いやすいものであるから、広い世界のできごとに関心を寄せられるような話題を提供できるようでありたい。それによって、他人の不親切や同情のなさなどに対して病人が感じてしまう度はずれの苦痛を消すことができるだろう。

看護における立場の変換

連載第8回　1987（1）

前回は、ある学生から質問のあった12章「おせっかいな励ましと忠告」を取りあげて解説を試みたので、今回はその位置づけをしてから次に進むことにしよう。

この12章でナイチンゲールは、自分自身を病む者の立場において、見舞い客の心ない言動がどのように病人の生命力を消耗させるものかを根拠をあげながら展開している。そして、そのような徴候をみた看護師としては、そのときどきの病人の感情を感じとりながら、それをよい状態へととのえていく関わりができるようであってほしいのに、「健康な人間が、《看護師》でさえも、わが身を病人の生活におきかえて考えたりすることの、なんと少ないことか」（段落19）と嘆きつつ、彼女自身がつかみとってきたいくつかのヒントを述べている。

つまり、この章は、人間がこの人間社会で生活している以上、さまざまな人との交わりをもっていて、病んだときにもそれらの人びととの関係が続いていくのであるから、その社会関係を病人の回復過程を助ける方向で維持していくことが看護の大切な仕事である、と示しているのである。そして、この働きを可能にするために、まずは自分流の見方をなくすよう、相手の位置に自分を移して考えることをすすめている。

人間は自分の頭に支配されて生きていく存在であるから、自分の頭に映った他者の〈像〉

に対して自分の頭で判断してしまうという自覚をしっかりもって関わり、得られた情報をもとにその人の〈像〉をつくりかえていかなければ、なかなか自分流の見方から抜けだすことができないのである。

　病人を見舞う人が、なぜかえって病人を消耗させてしまうのかといえば、その人は病人のために一生けんめい考えているつもりであるから、それが病人への自分の感情であることに気づけないのである。自分をその人の位置に移して、自分がそのような生活を強《し》いられたとしたらどう感じるかというワンステップをふめば、その人自身はどう感じているのだろうと、相手の頭のなかにとび込みやすくなるのである。このことをより詳しく述べたのが、「補章　看護師とは何か」である。

　このように看護における「立場の変換」の重要性を説いたあと、13章では「病人の観察」を取りあげ、看護するために対象を観察するとは、何をどのようにみつめることなのかを説いていく。相手の位置に自分を移そうと思っても、観察が不十分であれば相手の位置を知ることはできないからであろう。ちなみに、「病人の観察」の章からひきだしてきた〈定式〉を再掲する。

⑴看護師には、事実を過程としてみつめ、専門家としての判断をもてるよう教えること。

⑵人間の生活過程がどのような要素のからみあいをもっているかを、実体と認識とに分けて意識的にみつめよ。そうしないと効果的な看護をひきだす観察はできない。

⑶変化をとらえ予測するために観察能力を訓練せよ。ただし、観察する対象によって訓練のポイントを変えよ。

⑷個別な生活過程の諸条件の観察者として自己を磨き、観察をもとに実践せよ。

（「13病人の観察」より）

こうしてみてくると、われわれに重要な学習は、人びとの日々の生活の様子をみたとき、瞬時にその人の生活の特徴を見抜けるように頭づくりに励むことではないだろうか。個別な生活過程の特徴を見抜くためには、ある現象をみたとき、それに連なる一般的知識がたくさん活用されねばならない。そのあたりのコツをナイチンゲールの筆運びのなかから学びとることをおすすめしたい。

「5章 変化」を読む

Variety

変化ということの意味

『看護覚え書』13章「病人の観察」のあとは、「おわりに」の章へ続くので、再び各論に戻って、その展開の流れを振り返ってみよう。

1章「換気と保温」では、いのちの営みの源である呼吸、循環、体温調節機能が乱されないような生活のしかたに焦点をあわせ、ととのえるポイントを示している。2章「住居の健康」では、いのちある人間の生存の場の健康的な条件について述べ、3章「小管理」では、さまざまな条件のなかで生活している病人を看とるには、諸条件を見抜いて手はずをととのえていく能力が大切だと説き、4章「物音」では、生活のなかで発する音や看とりに伴う音への感受性を高め、病人の生命力を消耗させる音を避けて静けさを保つよう述べ、さらに活力と喜びを与える音楽についてもふれている。そして、5章は「変化」である。

以上の流れからみると、「変化」の章では、人間の生存・生活における「変化」の意味を、「看護する」という視点から掘り下げていることが予想できるであろう。

まず、5章「変化」の段落1全文を示そう。

1 老練の（old）看護師や長く病んでいる（old）患者以外には、一つか二つの部屋に長いあいだ閉じ込められ、いつもいつも同じ壁、同じ天井、同じ周囲のものを眺めて暮らすことが、病人の神経をどんなに傷めつけるものか想像もつかないであろう。（「5変化」）

今回も前回にならって、この段落のキーワードを枠で囲んでみたが、ほとんどすべての言葉になって、まるでむだな作業をしているかのようである。しかし、これは彼女の論の進め方のひとつの特徴なのである。

すなわち、あるテーマについて彼女が論理を展開するとき、大前提となる内容をまず冒頭に述べるのである。したがって、「変化」を取りあげた根拠がこの段落に示されているはずだと思って読んでみてほしい。一つひとつの言葉がよく選ばれていることに驚かされるであろう。

当たり前のことが述べられていると思って、うっかり読み流してしまいそうな文章であるが、なぜ「看護師」と「患者」とのそれぞれに「old」ということばを並べて重ねたのだろう？「部屋に長いあいだ」という言葉と、「同じ壁」「同じ天井」「同じ周囲《まわり》のもの」という言葉の並べ方から受けるイメージは？「神経」という言葉を使った彼女の頭の働きは？——などと注意して読んでいくと、彼女の人間のみつめ方がわかってくる。今回は意味内容の読み取り方の要領を少々ていねいに述べてみよう。

まず、「看護師」と「患者」を形容する「old」という言葉は、長いあいだ生きてきた人に対して用いる言葉であるが、そのなかにはしわやたるみといった外見や、筋力や骨格の衰えといった運動機能や、自分の考えに固執するとか無感動や感情失禁など精神活動の特徴や、独りで生きていくことが困難になってくるとか、たくさんの経験をもっている等々、いくつかの意味内容をもっている。ここでは、「看護師」と「患者」の両方に重ねて、「そういう人以外には想像もつかないであろう」と言っているのであるから、ここでの「old」のイメージはよい意味で使われていることがわかる。そこで、この文章では、「たくさんの経験をもっている」という意味内容が選ばれる。

次に、「看護師」と「患者」について、これが対置されていることに注目すると、ケアをする人と受ける人とか、健康人と病人とか、これまたいくつかでてくるが、他のキーワードとのつながりをみると、一つか二つの部屋に存在の場所を限定された病人が同じものを見ている状況が主題であることがわかり、その見ているものは、「壁」「天井」「周囲のもの」であるから、寝たままの姿勢で目に入るものだという特徴がみえてこよう。とすると、「看護師」という言葉の意味は「そういう病人を看とる人」となり、「患者」という言葉の意味は「そういう体験をした人」ということになる。

これでだいたいイメージが定まってきたが、「長いあいだ」だから「神経を傷めつける」と言っているので、この章の「変化」というタイトルについてもイメージをひろげておこう。もともとこの自然界は変化し続ける存在であり、そのなかで自ら変化しつつ変化しない状態をつくりだしてきたものが、生命現象である。その生命現象が、長い時を重ねて変化するうちに、多くの生物を生みだし、生物のなかで最も高度に変化をくり返して分化した動物が人間であり、その人間はまた自然界に働きかけてさまざまな変化をつくりだして継承し、文化を築いてきている。人間が生きているとは、このようにすべてのものが変化する大きな流れのなかで、生活が営まれ維持できているということである。こういう観点に立てば、変化こそが自然のあり方だとわかる。

このように考えると、健康的な生活とは、周囲の変化と個人の変化との調和のとれた状態を指すという理解に定まってこよう。おそらくナイチンゲールは、寝たきりの人びとの生活の様子をつぶさにみて心を痛め、そういう生活は健康的でない、みんなにもそう感じとってもらいたいと考えながら、この段落の文章を書いたのであろう、というふうに追体験できてくる。

この際大切なことは、これが本当にナイチンゲールの考えたことかどうかということではなく、どのような人間のみつめ方をすれば看護するポイントがみえてくるかという読み方をすることなのだと思う。

ということで、このようにナイチンゲールの頭のなかにとび込む努力をすると、「神経」という言葉の使い方の特徴がくっきりと理解されてこよう。つまり、人間が変化のなかで生きていくために、全身に張りめぐらされた神経が、変化し続ける外界からの刺激をキャッチしつつ、変化しない内部環境をつくりだす働きをしているのである。外界からの刺激が少なければ、神経の働きは小さくなるわけで、つまり、もてる力を活用しない状態となり、それは不健康なあり方だ、という指摘として読めるであろう。

彼女の視線が、決まった場所で同じものを見て寝たままでいる人のからだの内部構造へと向かっていったから、その状態が生命力を消耗させている状態であると見抜けたと考えられるが、ものごとを表面的にみる人には、病気になったのだから仕方がない、などと大して気になることではなく、そういう病人を看とった経験の長い人か、自分自身がそういう体験をした生活経験の豊かな人でなければ、外界の刺激の乏しい状態がどんなに生命力を消耗させるか、追体験することは難しいであろう、という前提になったと理解できる。

わずか三行の文章の奥に、ナイチンゲールの自然観、生命観、生活観、健康観、看護観の厚みが隠されていることに目を開いてもらえたであろうか。

段落2以降はキーワードだけを取りだしてみよう。

2・気分の明るい病人
・気分の暗い病人

ナイチンゲールの人間のみつめ方からすれば、たとえ激しい疼痛発作に悩まされている人であっても、その人が外界から刺激を受けとることができれば気分の明るい病人でいることができ、単調な生活を強いられれば元気を失っていくというみつめ方がひきだされ、看護する観点が明確になる。現在、癌の再発に苦しみながらニューヨークで執筆活動を続けている千葉敦子さんは、まさに前者のみごとな例である（千葉敦子、「死への準備」日記、朝日ジャーナル、一九八六年十一月より連載）。

3・単調な食事によって消化器官が損なわれる
・神経組織もまた損なわれる

「二十一年ものあいだボイルドビーフばかり食べさせられて、すっかり消化器官をやられてしまった兵士の例」という表現は、今日のわれわれには状況を想像しにくいところであるが、軍隊ではすべて規則に忠実に一律に扱われるから、その条件に順応できない体質の人は激しく消耗してしまうであろう。

今日では学校給食による問題や、中心静脈栄養の継続によって腸粘膜の絨毛《じゅうもう》が委縮してしまう事実をあげられよう。神経組織も同様に、同一刺激のくり返しは「慣れ」を生むし、刺激の減弱は細胞の脱落を促進させてしまう。

4・美しい事物
・変化

・美しい色

・病人に及ぼす影響

病気はいつもと違う不快な刺激を神経組織に送り込むものであるから、快の刺激を増やすことは回復過程を助けることになる。

5 ・色彩や変化への渇望

・「気まぐれ」

・回復に何が必要かを示す指標《しるし》

患者の言動を「気まぐれ」ととるか、「援助を求めるサイン」として受けとるかの相違は、それを自分の立場から判断するか、相手の位置に自分を移しているかによって生じてくるのである。

病人になってこのことを痛感した、ある医師のことばを聞いてみよう。

「……ベッドの上に固定されるということは、近ごろの治療では非常に多い。……そういう状態が長く続くと、患者の意識ははっきりしているし、それほどの苦痛はないけれども、ストレスが蓄積されてノイローゼ症状を呈してくる。……私も今度の病気でそのような状態になったとき、いちばん助けになったのは、花の美しさである。ふだんなにげなく花を見ても、不快感を感ずる人はいないが、病床で見る花の美しさは、人間が自然の美しさと一対一で接するという状態であり、非常に大きな意味を持っていると思う。また、病院にかけてある絵は、あまり芸術的な作品はなく、……私は、自分の家から好きな絵を持ってこさせて、病室の絵と取りかえてみた。その絵は確かに精神的な慰めになるし、ストレス解消にも役立つようであった。」

（武見太郎『ベッドでつづった病人のための病人学』58－59頁　実業之日本社　一九八一年）

七十七歳までこれという病気をしたことのない元・日本医師会会長の筆者が、半年に四回、延べ十六時間にわたる手術を受けたあとに書いたこの本は、もう絶版になっているのが残念であるが、ナイチンゲールが看護師体験と患者体験とを重ねながらひきだしてきたこととは、以下にみるように根本的なところで一致している。

以下、この章の残る段落についてみてみよう。

6　花一束に狂喜した熱病患者は、野の花が届けられて以来、回復の足どりが速くなった。
7　その効果は気分的なものではなく、現実に身体《からだ》に及ぶ。
8　形の変化や色彩の美しさは、回復をもたらす現実的手段である。
9　その変化は、ゆっくりと患者を愉《たの》しませるように工夫すること。

10 病室に持ち込まれる花を敵視するのは無知の極みである。

11 健康人は自ら気晴らしができるであろうが、病人は変化という救いの手がさしのべられないかぎり、心の悩みから逃れることはできない。

12 辛い想いばかりが頭をもたげてきて、なぜそうなのかと自問自答しても無駄《むだ》で、お腹《なか》の底から笑うことや、自然が与えてくれる感銘が苦悩をぬぐい去ってくれる。

13 自分で自分の気持ちを変えられないのが、病人の苦悩なのである。

14 なぜ看護師は自分自身には変化をつけていながら、病人の身のまわりに変化をつくりだそうとしないのか。

15 脊椎損傷の患者が「もう一度、窓の外を見たがった」とき、その願いをかなえた看護師があったが、そのいきさつを知っていた人びとに、変化を求める患者の「必死さ」は伝わらなかったようである。

16 こういうことへの配慮は、病人にみごとな効果を生む。

17 健康人は病人に自制心を働かせるように期待するが、誤りである。病人はたくさんの苦痛に強い自制心を働かせている。

18 病人の神経は徹夜で仕事をしたあとの神経と同じ状態にある。

19 病人の食事に気を配るように、病人の神経にもよい刺激が送られるよう細やかな配慮をしよう。

20 外から与える変化だけでなく、病人が何かの手仕事をすることも神経によい刺激を送る。

21　日常的な手仕事は病人にとって救いとなるし、病人に変化を与えることもできる。

22　ただし、手仕事も根をつめてしまうと逆効果である。

（「5変化」より）

連載第9回　1987（2）

患者から学ぶということ

5章の「変化」で、ナイチンゲールは、変化するあり方が人間の本質であり、自分で自分の気持ちを変えられないのが病人の苦悩なのであると述べ、病人のもつ諸条件のなかで「どのような変化ある生活をつくりだすことがその人の生命力を支えることになるのか」という看護的な発想と、彼女自身が学びとったいくつかのヒントを示してくれた。

彼女は、変化をつくりだすことは単に気分転換を図るという病人の精神面へのケアにとどまらず、神経系統への快の刺激は全身によい影響を及ぼす、と言っている。これは今日、科学的な生活者によって実証され、また神経系統への快の刺激は血中へのエンドルフィンの分泌を増やし、鎮痛作用をもたらすことも明らかにされてきている。われわれがここで学ばなければならないのは、『看護覚え書』に展開されているこうした内容は、ナイチンゲールが病人の観察を通して学びとってきたものであるという点である。

たしかにすぐれた人物は自らみごとな闘病意欲を形成し、それを持続させることができる。しかし、そうでない人のほうが多いのが実態である。そこで、一般に病人がなぜ自分で自分の気持ちを変えにくいのかを考えてみると、病的状態というのは、からだのしくみと働きの正常範囲を逸脱しているわけだから、病人の脳にはいつもと異なる刺激が送られ続けていることになるし、その結果、病的な刺激への感受性も自ずから高まって、どうしても病気に気持ちが集中してしまうことが理解できる。

こう思ったとき、事象の謎ときがあまり進んでいない時代に、こうした内容をひきだしてきたナイチンゲールの観察力の卓越さにあらためて驚かされるのである。「患者から学ぶ」という言葉はよく聞くが、その本来の意味は、患者がみせているたくさんの事象を注意深く観察し、それら事象のつながりが示している性質を見抜くことなのである。この力を身につけて現場に出ることにより、患者から多くの学びを得ることができるようになろう。

たとえどんなに緻密な頭脳であったとしても、机上で学んだ知識は現実の問題を解くうえであまり役に立たない。日常の経験を通して、事象のもつ複雑な諸側面の連関を押さえるような頭の訓練をしておかなければ、知識はバラバラで、その場の状況に応じた役立ち方をしてくれないということである。

日々の実践から確かな手がかりをつかみつつ成長するために、まずはそのお手本から頭の働かせ方を学んでほしい。そして、納得できる内容は自己の看護観に取り込んで豊かにし、納得できないところについてはそれを問題意識として現場にもっていき、患者に現れるさまざまな反応を重ねながら、よいケアへの予想を立て、仮説検証的な実践に勇気をもって取り組みたいものである。

i　さきに紹介した元日本医師会会長・武見太郎氏は、あれだけの手術に耐えられたのは闘病意欲のせいだと言われた、と述べている(『ベッドでつづった病人のための病人学』 実業之日本社、一九八一年)。また、米国の著名なジャーナリスト、ノーマン・カズンズは膠原病を克服して『500分の1の奇蹟』(講談社、一九八四年)を著わし、その後重篤な心筋梗塞でバイパス術をすすめられながらも「希望、信念、愛情、笑い、生への意欲というような積極的情緒」と食事療法、運動療法で生活過程を調整しつつ、ついに社会復帰を果たし、『私は自力で心臓病を治した』(角川書店、一九八六年)を著している。

「6章 食事」
Taking Food
「7章 食物の選択」
What Food?
を読む

看護における食の扱い

5章「変化」の次に展開する章は、6章「食事」(Taking Food)であり、7章「食物の選択」(What Food?)である。

人間が生きるうえで食物はかけがえのないものであるし、日々の生活のなかで食事も大変ウエイトの大きいできごとであるのに、病気に焦点をあてて展開される医学・医療に影響されたためか、看護のなかでの「食」の扱いは軽すぎるという感じを、私は看護を学び始めた頃から抱いていた。この『看護覚え書』では、13章ある各論のうち2章が「食」に関することに注目してもらいたい。その展開がどのような意味でなされているか、まずは6章「食事」の段落1を読んでキーワードを取りだしてみよう。

1
・病人を注意深く観察している人
・食物が豊富にありながら餓死
・食物を摂れるようにする方法
・注意の向け方が不足
・病人に不可能なことを強《し》いている人びと

・自分に可能なことを努力しようとしない病人

「病人を注意深く観察している人」という書きだしであるから、いったい何を観察したのか、どのような事実がみえてきたのかと興味をもって読んでみると、食物が豊富にありながら、それを体内に摂り込めないために生命が失われてしまう人が多い、というのである。そして、それは食物を摂れるようにする方法への注意不足が原因であり、その注意不足は病人を看とる側にも病人自身にもあって、前者は不可能なことを強いており、後者は可能なことを努力しようとしていないと言う。

そこでこの6章の主題は「食物の摂り入れ方」であり、看護者としては病人に可能な摂り入れ方を工夫し、病人が摂り入れる努力をするような働きかけが必要だと述べているのであろうか、というイメージが伝わってくる。

たしかに、食物というのは外界に存在しているものであるから、人間が意識的に口に運び嚥下《えんげ》しなければ、自然なカタチで体内に摂り込まれることはない。人間は変化しつつ生活する存在であるから、その変化を起こすエネルギーは常に本人の体内で生みだされねばならない。とすると、無から有が生まれるはずはないから、エネルギーを生みだす材料が絶えず生体に摂り込まれなければならないことになる。それが食物であり、自ら食物を摂取できなくなった生物は、本来死を待つほかはないのである。

人間だけが他人の食事に心を寄せて目を配り、手をかける営みを続けているということをあらためて再認識させられるのであるが、このような論理構成で「食物の摂り方」について述べ、次いでその内容が展開されていることに、私はまったくうなってしまうのである。読者の皆さんはいかがであろうか。

私のわずかな経験のなかからでさえ、箸を探す気力がなくて食べようとしなかった、目のほとんど見えない患者や、義歯のために噛むことのできない副食を残していた患者や、味つけが濃くて食べられなかった高血圧症患者の顔が浮かんでくる。これらはみな、いわゆる〝別件患者〟であったため見落とされていたのである。

では、誰よりも多くの病人を看とってきたと自負するナイチンゲールが何をわれわれに伝えたいと思ったのか、6章「食事」と7章「食物の選択」を続けて各段落の意味内容を取りだしていくことにしよう。

【6章「食事」各段落の内容】

2 衰弱の激しい患者は午前十一時以前に固形物を摂ることはできない。流動食を毎時間ごとにスプーン一杯ずつ与えると、消耗を小さくできる。

3 病人にとって指示された一回量が多すぎるときには、分割して与えてみよう。

4 医師の指示についての配慮と工夫は、病院看護より家庭看護のほうが不十分になりやすい。それは医師の意図への理解度が異なるためであろう。

5 衰弱の激しい患者の場合、食事時刻の十分ほどの遅れがすっかり食欲を失わせてしまい、幾時間もの遅れになることがある。

6 急性疾患患者の場合は、生体の急激な変化に対応した内部環境の管理が重要である。

7 長期臥床患者の生命は、患者が食物を摂れるときについての、看護師の観察と創意工夫と忍耐力にかかっている。

8 手をつけられなかった食物を置いたままにしておくと、病人はますます食べられなくなる。

9 患者をよく観察して、いつなら食べられるかをみいだすのが看護師の仕事である。

10 他人の食物を見たり、匂いをかいだりすること、食べきれない量の食物を見ること、食物の話を聞くこと、生の食材を見ることは、患者の食欲を減退させる。

11 大部屋や付添いの交替要員のない場合はこの原則を守るのは難しいが、守れなかった場合には患者の食欲は減退する。

12 組織管理のととのった病院の良さは、食事時間が厳守されることと、食事中の病室では何もしないことである。

13 食事中は病人がひとりで専念できるように、介助するときも会話は避けること。

14 食事中に仕事のことや約束ごとで病人の気を散らさないこと。

15 患者が食べられるかどうか、栄養として吸収されるかどうかは、以上の原則に影響される。

16 病人食は患者の消化力の半分を代行するように調理し、患者の消化力を損ねないよう、その質を吟味すること。

17 看護師は患者が食事を摂れるように頭を働かせて試みてみよう。何が看護になるかを看護師が知らないと、患者はそれを教えるような状態でなかったり、自分自身のことであるだけに自分から教えたりすることはなかなかできず耐えるほかない。

18 患者の食事についての思考の基準は、昨日までの摂取量を思い出し、今日の必要摂取量を考え、患者に害をもたらさないよう臨機応変の与え方を工夫することである。

19 患者の食事時刻に基準をもつべきである。

20 カップの受け皿にものをこぼすと患者が雫《しずく》を気にするように、細やかな心配りがなければ、知らずして患者に害を与えてしまうものである。

続く7章「食物の選択」をみてみよう。

【7章「食物の選択」各段落の内容】

1 看護師の食物への視点は、食品の栄養素と患者にとっての意味を正しく知ることである。

2 病人食のなかで回復に価値ある食品についてつかんでおくこと。

3 食品が有害物質に変質しないよう注意することと、患者の食習慣をくずさない注意が大切である。

4 患者の食事の基準は、患者の回復に必要で、かつ患者が食べられるものである。これは看護師の観察と患者の反応をもとに決定されることである。

5 体力の弱った患者にゼリーのようにかさのあるものを与えて安心してはならない。

6 ただし、ゼラチンそのものの栄養素は貴重である。

7 病気は体内組織の消耗をもたらすものであるから、それを埋めあわす栄養素が回復には必要である。

8 食品を組みあわせると期待以上に栄養効果があがる。

9 何がなぜ病人にとって栄養になるかは解明されていなくても、病人の注意深い観察によって最適の食事を決められる。

10 回復過程の法則は実験室では学べない。病床における観察のみがそれを教えてくれる。

11 牛乳の栄養価は正当に評価されなければならないが、肝心なことは患者が何を消化でき、何から吸収できるかということである。同じ食品が病人と健康人では反対の意味をもつこともある。

12 自家製の自然食（黒パン）を食べつけた患者には、加工食品（白パン）は受けつけがたい。

13 食物は、呼吸する空気に次いで、患者が摂り入れられるように配慮して与えるべき重要なものである。

14 患者の呼吸する空気と食物について観察できるのは看護師であり、それを医師に報告することは重要な任務である。

15 これらについて綿密で正確に観察されるならばその価値は大きい。

16 評価の分かれる紅茶やコーヒーについても、その与え方は患者の観察を通して個別にみていくことである。

17 その人が求めているものを見誤ったり無視したりして与えた食品は、ひどい結果を招く。

18 激しい疲労を起こす場合は、食物を摂らないほうが調子がよいと経験者は語る。

19 理屈ではなく経験の教えることは強い。

20 食品の分析から言えることより、人間の食と行動の実験から導きだされた事実のほうが、病人の観察結果に一致する。

21 病人に与えるコーヒーは、その期待する作用に即して準備し、余分のものは与えないこと。

22 肉体労働と頭脳労働を両立させている人が高価な紅茶を飲むのは、それらに有効な成分があるからであって、当を得た選択である。

23 同様の労働をしていない者には、それをぜいたくなどと言う資格はない。

24 ココアは、紅茶、コーヒーとはまったく違った効力をもつ。

25 飲料を与えるときには、必要な栄養素が摂り入れられる範囲で、薄める量を決めねばならない。

以上、6章と7章を通して読むと、ここに述べられている具体的な内容は、百数十年の歳月をへだてた今日、生活様式に差のあるわれわれにとってなじめないものもたくさんある。また、医療現場の食事情は甚《はなは》だしく人工的となり、食事をうまく摂れない患者には、そればかりか食事のできる患者にさえ、手っとり早く栄養補給や内部環境の調整手段がほどこされてしまう。看護師として、それが本当に人びとの生きる力を支えているのか、本当に人びとが望んでいる生活なのか等々、あまり深く考えることなく、人工的な食を「善《よ》いこと」としている傾向はないだろうか。人工栄養法が医療費の問題と絡んでいるだけに、日常的な食事や食物に無神経になってはいないだろうか。

これらの反省をこめて少々コメントを加えておくならば、食物の摂り入れ方の原則として、以下をあげておきたい。

1．人体が、この自然界の運動の法則のもとで、昼夜で変化する生体リズムをもっているという事実をあげておこう。とすると、午前中に食物を摂れない患者は、昼夜の切り換えがうまくいかなくなったと考えられる。したがって、少しずつ流動食を与えることは、穏やかな刺激を加えて切り替えを促しながら栄養物を摂り込む方法だと理解ができよう。

2．生体は活動し続けており、その根本的な働きをする神経細胞と赤血球は常時グルコースを必要とすることを思い起こしておけば、食事時刻の遅れがなぜ患者を消耗させるかの根拠がみえてくる。すなわち、神経細胞や赤血球のグルコース需要に応ずるために、体内でアミノ酸からグルコースを調達するしくみが働いてしまうのである。自らの体細胞を壊して、生きるためのエネルギーを生み出すようなことを病人に強いては、もはや看護師とはいえないであろう。

「ひとの生命というものは、往々にして、文字どおり、この一分一刻に左右されるものなのである」（「6 食事」段落5）という言葉を、単なるたとえとして読み流してはなるまい。ターミナルを人間らしく、と願うときには、点滴に代わるひとさじのアイスクリーム、ひとさじのメロンを、と頭が動くようでありたい。

3．自ら食を摂り入れられない患者の生命力を左右するのは、周囲の人間の観察力、創意工夫、忍耐力である。今日、老人ホームで、いわゆる〝ぼけ老人〟のほうが体力を有し、ぼけのない老人に消耗が早いといわれているのは、食に対する本人の意識が明瞭であれば、生への意欲や介護のあり方等、食物摂取量に影響するマイナス因子が多いからであろう。

4．患者をよく観察するとは、その人にとってよい刺激、よくない刺激を探すことである。病人の食指をそそらなかった食物とは、少なくともそのときの病人によい刺激を与えるものではなかったということである。とすると、そういう食物を置いたままにすることは、よくない刺激が持続し、しかも時間の経過は食物を一層よくない方向へと進めるだけである。食べてもらいたいばかりにこうした誤りをおかしやすいものである。

また、食べてもらいたいというのは看護師の位置からの思いであって、どんなに相手のことを考えているつもりでも、所詮《しょせん》それは自分の立場なのである。とにかく相手の位置に自分を移して、相手の頭のなかにとび込んで、いつなら食べられそうかを感じとってくることが先決である。

5．患者の食物摂取への看護の基本は、よい刺激を工夫し、よくない刺激を避ける気配りである。

6．病人食とは、患者の回復に必要な栄養素を含み、かつ患者が摂り入れられるものである。

連載第10回 1987（4）

「食」への援助はどのように実践されているか

前回取りあげた『看護覚え書』の6章「食事」と7章「食物の選択」は、「食」に関する看護のポイントの大きな柱をそれぞれ示してくれていた。そこでその柱をもう一度、今日的にまとめてみることにしよう。

1．生き、かつ生活する人間は、そのからだを養うため、および生命活動や日常生活行動のエネルギー源として、外界から食物を摂取し続けることが必須である。したがって食物を自力で摂取することのできない人びとに対しては、人間が食物を摂り入れるときの諸条件を思い描き、どのような援助をすればその人は食べられるのであろうか、という視点から観察することが看護の基本となる。周囲からの観察の視点が定まっていると、関わりを通じて患者の個別なありようが次第にみえてくるから、その人に合わせた摂り入れ方の工夫をこらすことができるし、本人自身にも働きかけて食物を摂り入れようと努力する気持ちをひきだすことも可能となるであろう。（「6 食事」より）

2．看護師としては、個々の患者について、「何をどれだけ摂り入れればよいか」という問いに対して専門的な判断を下す能力が求められる。その判断基準を確かなものにするためには、食品の栄養素についての一般的な知識を蓄え、個々の患者の病状から回復に必要な栄養素や摂取量を割り出していく学習が必要である。それぞれの患者にとっての食品の意味がわかれば、その人が食べられるものを組み合わせながらすすめていくことが可能となるであろう。（「7 食物の選択」より）

「食」に関するこの二本の柱は、現在どのように実践されているであろうか。具体的な事実をあげていけば、たしかに『看護覚え書』が書かれた時点から百数十年以上の歴史を反映した発達をみせていることがわかる。すなわち、摂り入れ方については、まずは自力で食べるための道具立てがととのってきたことである。ギャッチベッド、オーバーテーブル、大きなポケットのついたエプロン、車椅子に合わせた患者食堂のテーブル等が普及し、患者がさまざまな自助具を操って自らのもてる力を働かせながら、人間らしい食事への可能性を拡大してきたといえる。

しかし、一方で、食べようとしない人びとへの働きかけとして、どのような知見を積み重ねてきたであろうか。筆者の知るかぎり、実践現場での看護の優先順位として、「食」への援助は非常に低く位置づけられているように思われる。

その原因の一つとして、右記2に示した、食品の栄養素に対する学習の不十分さを指摘したい。これは医学・医療が「病気という結果」を対象として発展してきたために、「健康を維持する過程」と結びつく実践栄養学が軽視されてきたことの影響であろう。最近ようやく「がん予防の12か条」[i]などとしてその重要性が脚光を浴びるようになってきたが、われわれが看護の専門性を、「対象の特殊な生活過程をととのえること」、つまり「自力で生活することの困難な人びとへの、その特殊なあり方に即応した援助ができること」におくならば、日々の看護実践のなかに占める「食」の援助はもっと重視されてよいと思う。否、もっと重

i 編集註：がん研究振興財団が一九七八年から公開し、その後の研究成果を取り入れ改訂された「がんを防ぐための新12か条」が二〇一一年から公開された。

視されねばならないのである。

若い看護学生の皆さんにとくにすすめたいことは、自分自身の健康を日々の食生活によって良好に調整する実践を試みることである。健康志向が強いといわれる今日の社会の人びとの期待に応え、専門職としての責務を果たすためには、生半可《なまはんか》な知識では対応できない。巷《ちまた》には情報が氾濫《はんらん》しているから、それらに対する一貫した判断基準を築きあげるためにも、ぜひ「細胞の健康的なつくりかえを可能にする食生活とは」という観点からの実践を体験してほしいのである。

ナイチンゲールが言っているように、自家製の黒いパンを食べていればなぜ緩下剤を必要としないのか、食品を組み合わせて食べることによってなぜ予想以上の効果を生むのかについても、科学的に説明されうる時代になったのであるから。

この点については、丸元淑生著『いま、家庭料理をとりもどすには』（中央公論社）のなかに、細胞の健康度を決める必須栄養素の「生命の鎖」についての記述があるので参照されたい。それを日々の生活のなかで実践していくときの目安としては、実践しやすさの点で香川綾氏提唱の「四群点数法」の習熟をおすすめしたい。

両者ともに「人間の健康にとって食とは何か」を見極めるために、栄養学的な知識を具体的な食品と人間との関係においてまるごととらえ、実践・分析・評価を行ない、そこからひきだしてきた仮説をもとに、さらに実践・分析・評価を行なうということを、わが身を通して、家族を通して、くりかえしつつ周囲に拡げてきた人であるから、本質的なところでの安心感があるのである。

つまり、このことは、①一般論を媒介にしつつ、②具体的な事象を自然な存在形態のままでその連関を押さえ、③そのなかにひそむ法則性を明らかにして、④検証してきた、ということである。

生活実践も看護実践も、「経験からつかんだことと実験室の結果とがくい違った場合には、経験の教えるほうをとる」というナイチンゲールの看護に対する科学的な精神を受け継いで頑張ってほしい。そうすれば、臨床実習に出たときに、ただ配膳・下膳という行為をこなすという低いレベルのあり方から、この患者にとってこの食事がどういう意味をもっているのであろうか、という観点から観察できるようになるであろうし、患者との関わりにおいても、実際的な会話が自然にすすんで、「患者が自分を受け入れてくれるだろうか」といった自分本位の実習姿勢から早期に脱出できるであろう。

「食」への援助が不十分となるもう一つの原因は、食べたくない人の、そのときの感情のなかに自己を放り込む能力の不十分さにあると思われる。

これについては、さきの「綜合看護」（一九八七年　二号）で報告された実践例「食物をなかなか飲み込まない重心児への食事介助から」（玉村早苗氏）のような看護師の日々の取り組みにもっと光を当てて、そのなかに含まれる論理を学びとる訓練が必要である。対象によい変化を見いだしたときの喜び、そしてその関わりをみつめ直し、他の事例にも応用可能なポイントをひきだすことができれば、さらに深い喜びが得られる。

日常の実践のなかで看護する喜びを感じとることのできた人は、けっして看護することを二の次にしたりはしないはずだと思うのだが、現実には何かがおかしいと思わせられることが多すぎる。「看護とは」を自問し、看護師としてなすべきことをしたあとに、患者に現れる症状や訴えを聞くのでなければ、かつてナイチンゲールが嘆いたように、看護師でありながら、「看護することは do nothing（何もしないこと）であり、医療介助のみが do something（何かをすること）である」と思っていることになる。看護師が看護を軽視してしまえば、患者はただ耐えるしかないのである。

第6章と7章とにわたる「食への援助」の項を終えるにあたって、看護師になによりもまず「看護することへの誇りと自負心を」と訴えずにはおれなかったのは、看護の現実の弱体さを実感したためである。「看護とは」の原点に立って、患者に必要な援助内容をすべて取りだしたうえで、患者の位置からの優先順位の決定を、患者とのよりよい相互浸透のなかで展開していく力強い歩みを期待したい。

「8章 ベッドと寝具類」を読む

Bed and Bedding

連載第10回　1987（4）

代謝過程における排出への視点

さて、体内に食物を摂り入れることができれば、消化・吸収過程が進んで細胞にとりこまれ、代謝過程が維持されていく。代謝過程とは、「細胞が生きている」という変化しないあり方をつくりだすための変化するあり方である。つまり、細胞は刻々とつくりかえられているのであるから、常に不要物がつくりだされていることになる。そこで、それらを体外に排出するしくみと働きについて目を向け、心を配っていくことが必要となる。

経験を通して、まずナイチンゲールの心を打ったのは、寝たきりの病人の場合、それは寝衣や寝具類に浸み込んで、病人へのよくない影響を及ぼしているという事実であったと思われる。そこで、第8章は「ベッドと寝具類」となっている。

今回は、段落1から順に、心にとめておけば日々の実践で活用できると思われる短文にしてみよう。

【8章「ベッドと寝具類」各段落の内容】

2　患者の発熱の十中八九は、寝具類が原因で起こる症状である。

3 何日も何週間も空気を通さない寝具類にくるまってきた患者は、そこに浸み込んだ自分の身体からの発散物によって害されている。

4 ベッドに空気を通すことは完全にはできないから、寝たきりの患者はシーツ交換のたびに温度が下がるだけで、やがてまた有機物を含んだ生暖かい湿気のなかに交互に見舞われる。

5 使用した寝衣を再び使うときには火で暖め、使用中のシーツにも空気を通す配慮が重要である。

6 人間は肺と皮膚から有機物と水分を排泄している。病人の場合はその量が増えることが多く、その毒性も強くなるのであるから、自分の身体から出た排泄物を再吸収させてはならない。たとえ一時的であったとしても、病人の排泄物をベッドの下に置いたりしてはならない。

8 重症患者の看護には、空気を通しやすいベッドに湿気をためこまないマットレスを敷いたものを、二台準備するのが理想である。不可能と思われそうでも、その気になって努力すれば可能となる場合が多い。（筆者註：ベッドチェンジのほうが楽な場合が多いし、病棟に一、二の空床はいつもある）

9 ベッドの規格は、看護師がベッドのどちら側へも立つことができ、看護師の手が無理なく患者の身体の各部に届くようなベッド幅と高さであることが望ましい。

11 二十四時間を通してベッドで暮らす患者で、ベッドの出入りが自由な場合には、ベッドの高さが高すぎると疲労度が増す。

12 ベッドの位置は、室内でいちばん明るく、かつ窓から外が見えるところにすること。

14 掛けものを頭までかぶって眠る習慣のある患者には、換気を妨げていることに注意すること。

15 それが咳の発作を鎮《しず》めるためであるなら、別の手だてを工夫することが大切である。

16 毛布を患者の身体の下に敷き込むと、湿気をためこんで褥瘡《じょくそう》の危険を招く。

17 病人用の掛けものは、安眠を妨《さまた》げない軽いものにすること。

19 病人にとって大切な睡眠を確保することは良いベッドづくりにかかっている。

20 枕の当て方のポイントは、背部の呼吸運動を楽にすることと、気道を圧迫しないことである。そして長身の患者の場合は、足底に当てものを置いて下肢の重みを分散すると楽になる。

21 臥位の安楽をはかる原則は、ベッドから起きあがったときの患者の安楽な姿勢を考えるときにもそのまま適用できる。つまり、患者用の椅子の基本条件は、患者の身体をなるべく多くの支点で支えることである。

以上、8章「ベッドと寝具類」から取りだしてきた看護の基本についても、今日どのように実践されているのかをまずは問うてみたい。健康なわれわれにとっても、毎日とりかえる新しいシーツや寝衣のシャキッとした肌ざわりは、快い眠りにひき込んでくれる最上の刺激である。そして、たった一晩の短い睡眠時間中に浸み込んだ汚れの量を、自分で洗って自分の眼で確かめてみると、患者にとっての寝衣や寝具類にも、自然に心のこもった関心を注ぐようになるであろう。

いま、シーツ交換をルーティンの仕事として扱うことなく、寝具類に空気を通しながら、いろいろな仕事の合間を縫って「その人の生活過程をととのえていく」ために行っている看護チームの存在は、わが国では稀《まれ》な存在であろうか、それとも主流になりつつあるのであろうか。

連載第11回 1988(1)

現象から論理をつかみとる力を

8章「ベッドと寝具類」では、ナイチンゲールがベッドを離れることのできない病人を看とりながら、寝衣や寝具類を清潔に保つケアが行き届かないために病人の回復過程が妨げられている事実を発見し、病人にとってベッドと寝具類がどのようにととのえられればよいか、その条件を考えていった様子を思い浮かべることができたであろうか。

そして、そのときのナイチンゲールの目に映っている病人とは、「発熱、呼吸困難、発汗、嘔吐、下痢、失禁などといったさまざまな症状を示していて、周囲の人びとはそれらを病気につきものの症状としてとらえ、一喜一憂しながらもひたすら治療の効果を期待しつつ後始末をしている」といったイメージも重なってでてきたであろうか。

ナイチンゲールは、それら同じ現象をみて、周囲の人びととは異なる見方のできた人である。その頭の働かせ方こそが看護の独自性を発見させたのであるから、両者の頭の働かせ方を比較してみると、当時の人びとのケアはそのときの目にみえる現象についての対応であるのに対し、ナイチンゲールはそれらの現象を、「体内に働いている生命の営み＝修復の営みのあらわれ」としてとらえ、本質的には健康人と同じ生命活動である、とみてとったのである。

これが、ものごとの論理をつかみとる能力である。そのコツは、外見上の異常を通常のありようと比較しながらその区別をしっかり押さえ、そのうえで、そのなかにひそむ共通な働き（連関）を見つけだそうと頭を働かせていくことである。この方法が身につくと、日常どのような問題に対してもその論理をひきだせるようになるから、問題解決の方向性がみえてきて、いわゆる「仮説―検証」的な取り組みができる。そして、その当たりはずれは相手の反応から読みとれるから、仕事が楽しくなるのである。

ともあれ、ナイチンゲールは病人にあらわれた排泄物が、健康な人間のそれとは量・質ともに異なっていることを見抜き、ベッドと寝具類が健康的にととのえられていないことを発見すると、それを看護師がととのえていくための方向を「ベッドと寝具類」の章にまとめたことがわかる。

そして、その次には、自分で環境をととのえることのできない状況のなかで病人たちはどのような日常を過ごしているのであろうか、と再び現実に戻って病人と外界とのつながりに視線を拡げ、9章として「陽光」を取りだしてきている。

「9章 陽光」
Light
「10章 部屋と壁の清潔」
Cleanliness of Rooms and Walls
「11章 からだの清潔 」
Personal Cleanliness
を読む

陽光の働き

9章「陽光」は、次のような力強い言葉で展開されていく。

[1] 病人を看護してきた私の経験のすべてが語る、動かしようのない結論がある。それは、新鮮な空気に次いで病人が求める二番目のものは、陽光をおいてほかにはないということである。（「9陽光」）

そして、病人にとって陽光の意味は単なる気分的な効果などではなく、「太陽の光線が人間の身体にも、眼にもはっきりみえる実質的な効果をもたらすこと」および「直射日光が室内の空気を浄化する作用」であると述べている。ナイチンゲールは、第1段落を、「太陽の恵みをいっぱいに受けて、部屋が明るく快適なこと、それは病気の治療に欠かせない条件である」とイメージしやすい美しい言葉でしめくくり、看護師としてどのような取り組みが必要であるかを述べていく。その内容はみな彼女が実践を通してひきだしてきたことであるから、非常に説得力がある。

日々の実践に活用しやすいように、彼女の主張の意味を取りだしていこう。

連載第11回 1988（1）

【9章「陽光」各段落の内容】

2 病室は、健康な人の寝室のように夜だけ使われる場ではないから、ベッドのなかから窓の外が見え、午前中ないし正午ごろの陽射《ひざ》しがベッドに届くように、病人のベッドの位置は看護者がまず最初に配慮すべきことである。

3 病人は一日中同じ部屋の空気で呼吸を続け、自分の身体からの発散物でその空気を汚しているのであるから、換気の維持にいっそう配慮が必要となる。

4 光線を和《やわ》らげる必要のあるときも、ブラインドやカーテンによっていつでも光量を自由に調節しよう。

5 重く厚い暗色のカーテンを窓やベッドに吊すのはやめよう。

6 陽光の不足は「人類の退廃と病弱」を生む。病人を太陽の光のなかにおこう。

7 ベッドに寝ている病人たちが光に顔を向けていることに関心を寄せてみよう。

ほこりに対する視点

さて、9章「陽光」をまとめたナイチンゲールの視線は、陽光に照らしだされた室内の「生命力を妨げる力」をキャッチして、10章「部屋と壁の清潔」へと展開されていく。この章もまた彼女が実際にやってみて確かなことをつかんでいるから、まことに歯切れがよい。

1　……どんなに換気に努めてみても、清掃の行き届いていない部屋や病棟では、空気を新鮮にすることはできない。……　（「10　部屋と壁の清潔」）

空気を新鮮にといっても、ロンドンに住むかぎり部屋を清潔に保つことはできない、などと言う人に対しては、「私たちに管理を任された多くの病院がそのみごとな反証なのである」と言い切っている。そのポイントを聞こう。

【10章「部屋と壁の清潔」各段落の内容】

2　ほこりを《追いだす》ための唯一の方法は濡れ雑巾《ぞうきん》で拭くことである。

3　ほこりをただ移動させるだけの「お掃除」はやめよう。

4　清潔な床は吸収性の強くない床板（ラッカー塗りの床または寄木《よせぎ》細工の床）で、それに濡れ雑巾をかけたあと空拭きすればよい。

5　絨毯《じゅうたん》は年に二、三回、徹底的にほこりをたたきださなければ安全ではない。

19　壁紙は頻繁に張り替えなければ不潔になる。

22　油性塗料を塗った壁は動物質の汚れも洗い落とせるので最良である。

23　カビは動物質の汚れに生える。

24 非吸湿性の白セメント、ガラス、タイルが理想の壁材料である。
26-33 不潔の三大発生経路は、室外からの汚染空気、室内のほこり、敷物からの発散であり、その対策は、街の衛生改善と煤煙《ばいえん》の追放および有機物とほこりを徹底的に取り除くことである。
36 健康な人間は、「ベッドに寝たきりの病人はその部屋の空気も明るさも温度も自分の手で変えることはできない、悪臭やほこりから逃げ出すことすらままならない」といったことに気づかない。「病人たちは、健康人からみれば取るに足りない些細《ささい》なことによって、まさにその身は毒され、心は暗くふさぎ込んでしまう。」
37 病人に我慢と断念を強いることは、看護師の「怠慢と無関心」を示している。

以上の指摘は、現在ではすでに病院建築に取り入れられ、清掃も外注化されたりすることによって問題解決をみたかのように看護部門では扱われていないだろうか。ところが私は、残念ながらしばしば床頭台やベッド柵にほこりが積もっているのを発見する。これはまさしくナイチンゲールのいう「看護師自身に対しては恥を表し、病人に対しては無責任を表す」（段落37）ことにほかならない。

人間には日常的なことを低く評価する傾向があると私は常々思っているのであるが、最近面白い体験をしたので述べてみる。実は私は雑巾がけが大好きで、家庭でも研究室でもストレスが溜まったとき、裸足《はだし》になって雑巾掛けをし、拭きあげた感触を素足で楽しむことをよくするのであるが、たまたまこの章について取りあげる準備を始めたころ、大掃除で研究室の床をきれいに磨きあげたので、その後、毎日雑巾掛けをしてみた。三十六㎡の広さの部屋で、朝、部屋の入口で上履きに履き替え、そのまま学内（地面はないが、みんな外履きのまま歩きまわる場所）を動きまわる。室内での動きはコートや上着の着脱（実習の日はユニフォームの着脱が加わる）、本や書類の出し入れ、書きもの程度である。窓は常時少し開けており、スチーム暖房のみ使用。人の出入りはあまりないが、その大半は外履きのままで室内に入る。このような状態の部屋の床を雑巾掛けしたあと、その洗い水の汚れ具合をみてみると、洗い水は信じがたいほど黒く汚れてしまう。

ここに述べた様子は、病院内のナースの動きがもたらす「ほこり」の問題を示唆している。つまり、ナースシューズに履き替えて勤務しても、外来者の出入りの多い病院内を歩きまわれば、病室に出入りするたびに汚れをもち込むことになるし、病室内の動作は「ほこり」を落とすのである。

人間の生活はたくさんの有機物を含んだほこりのなかで営まれていくゆえに、日々の単調なくり返しとも思える清潔行動が、生命を支える価値あるものとして位置づけられるのである。絶えず代謝産物を排泄し続ける有機体にとっては、清潔行動を怠ることはすぐさまからだの機能を低下させるし、人間の心には自身の不快さや周囲への気兼ねをも生じて生命力に悪影響を及ぼしてしまう。

そこで、ナイチンゲールは次の11章に「からだの清潔」をもってきて、人間の生命力を妨げるものへの視点およびそれらを取り除く行為の価値について、明確に示してくれる。

からだの清潔の意味を正当に評価しよう

「皮膚からの排泄物は、身体を洗うか衣類に吸着させるかして取り除かないかぎり、付着したままそこに留《とど》まるのである」（「11 からだの清潔」段落1）。そして、不潔を放置したり排泄物が浸み込んだ衣類を着せたままにしたりすることは、「健康をもたらす自然の過程を妨げて患者に害を加えることになる」のである。看護師は、この有名な言葉をけっして忘れないようにしよう。

同時に、清拭を終えたあとの病人にもたらされたものは、単なる解放感と安らぎだけではなく、「生命力を圧迫していた何ものかが取り除かれて、生命力が解き放たれた、まさにその徴候《しるし》のひとつなのである」（同 段落2）という言葉も、ともに座右の銘にしてほしいものである。

ナイチンゲールはその根拠として、皮膚の細孔が分泌物で塞《ふさ》がれないようにすることの目的は、「身体から有害物質をできるだけすみやかに取り除くことなのである」（同 段落4）から、換気に匹敵するほど重要なケアである、という。

そして、からだを清潔に保つ方法をいろいろあげているが、なかでも、コップ一杯の熱湯と目の粗いタオル一枚で擦る方法は圧巻である。「長い航海の途中にあって、洗面器一杯の水も支給されなかったときにも、また船室の寝床からまったく動かせなかったときにも、患者たちはこの方法によって清潔を保たれてきたのである」（同 段落10）の言葉は、実際に試みたものでなければいえない言葉であろう。

この11章には、彼女が研究的に取り組んだ様子がよく示されていて興味深い。もちろん、今日のわれわれのほうが清潔を保つ方法について専門的な知識はたくさんもっている。しかし、それらを活かして使う「心」と「知恵」はどうであろうか。経験の教えてくれることには限界があるのだが、そのなかにひそんでいる真理をつかみとろうとする「心」が科学を育て、時代とともに確かな知識を増やしていくのである。

今回は、三つの章「9 陽光」「10 部屋と壁の清潔」「11 からだの清潔」を通して読んできたが、それは病人に向けるナイチンゲールの「看護する心」と「論理的な展開の仕方」について読み取ってもらいたかったからである。これこそが本来の「学ぶ」という取り組みである。書物に書かれたことの奥にある著者の「認識」の高みは、読み手の成長につれてますます味わいとることができるようになるものである。表面的な読みとりで終えることなく、学習を重ねていってほしい。

「おわりに」を読む

Conclusion

看護を見定めるための基準をもて

いよいよ最終章「おわりに」を取りあげるところまでたどりついた。

『看護覚え書』の解説を連載し始めた当初は全章を取りあげる予定ではなかったため、ナイチンゲールの看護観の特徴を紹介しやすい章を選んで解説した。その結果、休載期間をはさんでの再開後は各章をあちらこちらすることになってしまった。そこで、読者に不親切な展開にならないよう念じつつ、章から章への論理的なつながりについて解説を加えてみた。一冊の書物のもつ一貫したイメージを伝えたいと思ったからである。

同時に、『看護覚え書』の解説の表現形式についても試行錯誤を重ねてきた。なんといっても一世紀以上も昔の書物であるから、現象として記述されていることのほとんどはすっかり変化してしまっているわけで、この本を読んで、「昔の看護はひどかった、今はずいぶんましになったものだ」とか「似たような現象は今日でも起こっている」などといった感想をもつだけでなく、それら現象からひきだされているナイチンゲールの「看護するためのヒント」を、自分の頭でつかんでくる面白さを学んでほしかったからである。表現形式についての試みはまだ確かな手ごたえをつかんでいないが、要は、各人が自分にあったやり方で彼女の看護観のコピーをつくりあげる努力をしてみることである。

さて、「おわりに」の章は、ナイチンゲール自身が『看護覚え書』をどのように位置づけているかを読みとることのできる章である。早速、第1段落から読んでいくことにしよう。今回は彼女の表現から、私がどのようにその意味を読みとっていったかをできるだけ詳しく示してみようと思う。

まず、どの言葉がキーワードとして目にとまったか、拾いあげてみる。

1
・患者よりも、子どもや産婦に
・内科患者の看護とまったく同じように、外科患者の看護にも
・外傷を受けた人のほうが、病気の患者より
・感染防止
・看護師がどう考えるかにかかっている
・回復に向かうはずのその場所において
・生命を落とす

(「おわりに」より)

ここには、もうすっかりおなじみになったと思われる「キーワードの対置法」がある。この方法をとっているところでは、対置された言葉の「共通項」を押さえながら「相異」を考えていけば、彼女のイメージを取りだすことができる。では、早速やってみよう。

ナイチンゲールが『看護覚え書』に述べた内容は、「患者」よりも「子どもや産婦」に、また「内科患者の看護」と同様に「外科患者の看護」にもあてはまるし、「外傷を受けた人」のほうが「病気の人」以上に必要とする場合もある、と言う。そして、外科病棟で「感染防止」ができるかどうかは、看護師がこの書物に述べた内容をどう考えているかにかかっており、看護師がきちんと学習しておかなかったら、患者は治るはずの病院で生命を落とすことになりかねないと言う。つまり、看護師にとっては基本中の基本であるというイメージが伝わってくる。

そこで、キーワードとしてあげた言葉をていねいにみて、そのイメージの明確化をはかることにしよう。対置されている「患者」と「子どもや産婦」の共通項を探ると、「他人の援助を必要としている状態」ととらえることができよう。両者の相異は、一方が「病気のための状態」であり、他方は「健康であっても自立して普通の社会生活を送ることができない状態」であることがわかる。こう考えたとき、私の頭にはこの本の「序章」の言葉が浮かびあがってきた。

11 ……健康の法則、すなわち看護の法則が、病人のなかにも健康人のなかにも共通に働いているのである。（「序章」）

つまり、この本は、どのような人間にもあてはまる看護の法則を述べてきた、という主張であることが理解できる。

次の対置、「内科患者の看護」と「外科患者の看護」の共通項は「病人の看護」であり、両者の相異は内科的治療を受けている患者と外科的治療を受けている患者に行う看護がどのように異なっているかを考えれば取りだせる。治療の差は、一般的にいって、手術という外部からの人工的な侵襲を加えるか加えないかの相異である（この点についてはあとでまたふれている）。したがって、外科患者には手術に伴う看護がたくさんあるが、そういう患者にも本書の内容は必要なものである、という意味になる。

さらにこのあとで、「外傷を受けた人のほうが病気の人より」と強調しているので、この両者を比較してみると、外傷を受けた人は「健康体から突然に外科患者になった人」ととらえることができる。とすると、健康体だから修復力は非常に旺盛なはずであるが、なんといっても皮膚によって外界から遮断されているひとつの生命体のまとまりがくずされて、からだの内部が外界にさらされた状態なのだから、感染の危険は極めて高いわけで、外傷の程度によっては、病気の人よりもここに述べた看護が重要となってくるのだ、という主張が読みとれる。

したがって内科患者の看護は回復力を高めるものであるが、手術に伴う看護の必要な外科患者にも感染症を起こさないよう抵抗力を高める看護が必要であり、看護師がこのような対象のみつめ方ができるかどうかが患者の回復過程を左右する、というのである。おそらく今日の病院でも治療処置に伴う看護がすべてとなっている外科病棟がたくさんあるであろうから、ここでの指摘は非常にわかりやすいと思うが、この科学の進んだ時代にあって院内感染を減少させられない実態は、看護師として恥ずかしいことである。

以上から、ナイチンゲールの頭のなかをまとめれば、次のようになるであろう。要するに、この本に述べたことは、「病人」のみではなく「他人の目や手を必要としている健康な人びと」にも、また、どのような治療手段を必要とする患者であっても、その人の「生命力を妨げる力」を取り除こうとする看護一般であるから、これを自分の看護観の土台としてしっかり据《す》え、すべての対象に意識的に取り組んでいってほしい、そうすれば看護の質が違ってくるはずであるから、というものであろう。つまり、第1段落は看護観の重要性を説いた段落であるといえよう。

では、第2段落へ進もう。

2・《衛生》看護と看護の手技と
・出血を放置されて
・褥瘡《じょくそう》のために死亡
・手技は取りあげない
・実技のマニュアル
・実地に学ぶ

・完全な外科的看護を
・その逆は比較的まれ

（「おわりに」より）

第2段落も対置法を使っている。すなわち、「《衛生》看護」と「看護の手技」とである。両者の共通項は「看護師に不可欠な学習内容」であり、相異は前者がナイチンゲールの考える「看護観」、つまり「認識」、頭づくりの部分であり、後者は看護師の修得すべき「技術」、つまり「表現」、わざづくりの部分である。

ここで彼女は三つの理由をあげて、技術については取りあげていないのであるが、その理由は、看護実技のマニュアルを意図した本ではないこと、技術は実地に学ぶことによって完全な修得が可能であること、けれども技術的に完全であっても看護観が不十分なために患者が死亡する例は多いが、その逆の例は比較的まれだから、というものである。

この第三の理由はみごととしかいいようがないと思うが、どうであろうか。つまり、もし本当にしっかりした看護観をもっているならば、自分の技術の未熟さを相手の位置から自覚できるはずであり、訓練して完全なものにしようと取り組むであろうからである。この内容は「補章 看護師とは何か」で詳しく展開されており、使命感をもつ看護師と使命感をもたない看護師との行動の違いが実例としてたくさん述べられている。

以上から、第2段落はナイチンゲールが「看護観」と「看護技術」とのつながりと違いについて述べた大変興味深い段落であることがわかる。

このあと第３段落から第14段落までは、「病人」よりもいっそうよくあてはまるという「子ども」に対する看護の視点について述べていく。子どもの健康は世話する人間の管理の心構えに影響されること（段落３）、乳幼児の突然死のほとんどは病気に起因する必然的で避けがたいものではないこと（段落５）等を説いていくが、この種の知識については今日すでに膨大な広がりをもって小児看護学として教えられている。

では、看護師たちの働きによって、それらの知識は人びとに浸透していっているであろうか。例えば、子どもは有害因子の影響を受けやすいこととか、突然死の問題について、どのような意識で大人たちが世話をしたり管理したりしているかに注目してみると、どうも健康的な人間づくりの心構えというよりも事なかれ主義に思えることのほうが多い。これでは小児の特性をふまえた実践とはいえまい。ナイチンゲールが発見した健康の法則が専門家のみの知識にとどまっているあいだは、彼女は愁眉《しゅうび》を開いてはくれまい。われわれとしては、健康の法則がまだまだ常識になっていないことを自覚してがんばるほかはないと思う。

第15段落からは、健康の法則をすべての女性の常識にしてほしいと願ったその根拠が三つに要約されていく。

（1）素人療法は正しい知識の欠如からなされるのであり（段落16）、健康の観察や経験の教えることは益をもたらすから（段落20～22）、女性たちをそのように啓発することが素人療法を追放する手段となる（段落23）。

（2）ただし、それは医学知識ではない。女性には救いがたい思考の混乱があるが、健康の法則は観察と経験を通してのみひきだされてくるものである（段落24）。ここで、内科的治療と外科的治療について、その共通項は「生命力の障害物を除去する働き」であり、両者の相異は、外科的治療が「手足や身体の器官を対象」にしているのに対し、内科的治療は「身体の機能を対象とする外科的治療」としている。そして、どちらについても「癒すのは自然のみ」と述べている。

これについては医師読者たちの反発と不満を呼んでいるようであるが、今日どんなにすばらしい展開をみせている治療であっても、結局は自然界の法則性をすくいあげることのできた範囲内においてのみ、その治療を受けた人に意味をもたらすことを知らされるのである。医学医療の進歩のかげには無数の犠牲者がでていて、科学の進歩のための必要悪であるかのように語られることがある。それが机上や実験室の結果からの短絡的な試みではなく、患者への経験と観察からひきだされてきた仮説の検証であれば、そしてその治療の選択権が当の本人または保護者に与えられているときにのみいえる言葉ではないだろうかと思う。現在、歴史は確実にその方向に動いている。

このあと、「癒すのは自然のみである」から、「看護のなすべきことは自然が患者に働きかけるに最も良い状態に患者をおくことである」（段落24）と述べている。これを「序章」の以下の文章と表裏一体の定義として理解することができた私は、医療と看護との共通項と相異がみごとに解明されていると読んだのである。

6 看護とは、新鮮な空気、陽光、暖かさ、清潔さ、静かさなどを適切に整え、これらを活かして用いること、食事を適切に選択し適切に与えること――こういったことのすべてを、患者の生命力の消耗を最小にするよう整えることを意味すべきである。（「序章」）

すなわち、いずれも生命力の消耗を最小にしようと取り組む専門職であるが、医師は「生命力を妨げているものを直接的に取り除こう」とし、看護師は「生活過程をととのえることを通して間接的に生命力を支える」のである。かくして私は、『看護覚え書』の目的が真の看護を見定めるための判断基準を示すところにあった、と悟るに至ったのである。

最後に、健康の法則をすべての女性の常識にと願う根拠の（3）として、看護師であるための必須条件を述べている。

看護は、「人間の生と死とについての法則と病棟の健康についての法則を知ること」と、「経験と細心の研究とによる学習がなければ修得できない技術」をもつ仕事であって、「他の学問芸術を修得するのとまったく同様に難しい」ことである、と言う（段落30）。そして、その修得のために高い次元の「愛」と、自分自身の内なる声に「誠実」であれ、と説いている（段落33〜37）。この最後の部分は、初版本（編集註：一八五九年刊）では註扱いになっていたものである。おそらく看護師志願者の激増とその学びの姿勢をみて、また周囲への理解を求めて、第2版となる改訂新版（編集註：一八六〇年刊）で本文に組み込んだものと思われる。

そこで解説を加えておきたいことは、宗教のことと、性差のことである。前者では、ローマ・カトリック教の国々では「使命感の薄い女性や献身の理由の曖昧な女性の志願者たちを拒絶する」であろうから、看護についての考え方は「われわれよりはるかに先を行っている」と言っている（段落32）。そこで、宗教の厳しい戒律が看護観のレベルを上げていることの意味を認識論的に探ってみよう。

人類の初期、力や知恵のある人間が自分の利を殖やす生き方をとって世の乱れをひき起こしてきた。それをみてきた賢者が（どの時代にも生活経験のなかから法則性をつかみとってきて人びとを導いた賢者の存在がある。これは人間に与えられた資質を最大に働かせつつ生きることの大切さを教えてくれる実例であろう）、どうすれば人類が滅びないですむかを探るうちに、他者への思いやりと自律（セルフ・コントロール）こそ要《かなめ》であるという法則性を発見して教義を立てたと考えられる。そういった状況を描いた物語はたくさんある（宗教の起源）。

それらの共通項は、自分の立場と他者の立場とを識別しながら意識的に自己を客観視していく取り組みをさせていること、そして、他者に愛を注ぐ教えを浸透させて自然にそれが生き方になるようそのわざ化をすすめていることである。看護は他者への目と手であるから、看護の心は宗教の教義と重なるのである。

したがって、ローマ・カトリック教の国々では、生まれたときから人びとは自分流の考えを捨てて神の御心＝客観的な善をみつけようとする取り組みの刺激をふんだんに受けてきているのであるから、看護の心に長じていても不思議ではない、と解くことができる。となれば、それを自然に修得する機会の少なかった場合は、意識的に訓練すればよいということになる。私が「立場の変換」の訓練を強調する理由はここにある。

性差の問題については、現在の世相もたわごとのレベルの取りあげ方が多いと思っている。性差をもって人が生まれてくるその事実を肯定的に受け入れて、「外からの声に従ったひとで、優れたこと有用なことを成《な》し遂《と》げたひとは、いまだかって誰もいないのである」（段落34）から、女性にふさわしくあろうとなかろうと、良い仕事をしたいという自分の願いを、専門職にふさわしく高めていってほしいと思う。それは、看護職にとっての「看護観」とその「表現技術」の共通項を豊かにしようとする土台づくりによって可能になるものである。

看護界には、「いろんな考え方があっていい」という流行《はやり》ことばがあるが、それは自分の立場からの発想である。そのことを見抜いて、「他者にとってどうあることが看護なのか」との拠《よ》りどころを共有する努力をしてほしい。私自身、こうした作業に取り組んできて、今、ナイチンゲールの看護観がより鮮明にみえてきたような気がしている。学べば学ぶほどに一層その立体的な構造が深みを増して迫ってくる感じなのである。彼女が切り拓《ひら》いてくれた専門職としての看護への道を受け継ぎ発展させる営みが力強く続けられるよう、心ある人びととの交流を深めたいと思う。

（おわり）

引用文献・参考文献

フローレンス・ナイチンゲール（小玉香津子 訳）『看護覚え書』（現代社、一九六八年）
ナイチンゲール（湯槇ます 監修、薄井坦子、小玉香津子 他編訳）『ナイチンゲール著作集 第一巻』（現代社、一九七五年）
フロレンス・ナイチンゲール（湯槇ます、薄井坦子、小玉香津子 他訳）『看護覚え書』［第三版 改訂新版］（現代社、一九七五年）
フロレンス・ナイチンゲール（湯槇ます、薄井坦子、小玉香津子 他訳）『看護覚え書』［第八版］（現代社、二〇二三年）
Nightingale Florence（薄井坦子、小南吉彦 編）『原文 看護覚え書』［第二版］（現代社、二〇〇一年）
三浦つとむ『弁証法はどういう科学か』（講談社、一九六八年）
庄司和晃『仮説実験授業と認識の理論』（季節社、二〇〇〇年）
庄司和晃『認識の三段階連関理論』［増補版］（季節社、二〇一〇年）
薄井坦子『科学的看護論』［第三版］（日本看護協会出版会、二〇一四年）

理論看護学 必読文献*

Nightingale F. 薄井坦子［他編訳］『ナイチンゲール著作集』全三巻 現代社、一九八三年（初版 一九七四―一九七七年）
Nightingale F. 薄井坦子、小南吉彦［編］『原文 看護覚え書』 現代社、二〇〇一年（初版 一九七四年）
Nightingale F. 薄井坦子、小南吉彦［編］『原文 看護小論集』 現代社、一九七四年
Nightingale F. 薄井坦子［編］『ナイチンゲール言葉集』 現代社、一九九五年
Nightingale F. 薄井坦子［他編訳］『看護小論集』 現代社、二〇〇三年
薄井坦子『科学的看護論』［第三版 新装版］ 日本看護協会出版会、二〇一四年（初版 一九七四年）
薄井坦子［監修］『Module 方式による看護方法実習書』［第三版］ 現代社、二〇〇四年（初版 一九八二年）
薄井坦子『看護の原点を求めてよりよい看護への道』 日本看護協会出版会、一九八七年
薄井坦子『看護実践から看護研究へ『看護のなかの死』から何を学ぶか』 日本看護協会出版会、一九八九年
薄井坦子『何がなぜ看護の情報なのか』 日本看護協会出版会、一九九二年
薄井坦子『看護学原論講義』［改訂版］ 現代社、一九九四年（初版 一九八四年）
薄井坦子『ナースが視る人体 看護のための人間論』 講談社、一九八七年

＊『理論看護学 資料集』（薄井坦子氏制作・個人蔵）より転載

薄井坦子『ナースが視る病気 看護のための疾病論』 講談社、一九九四年
薄井坦子〔編〕『ナイチンゲール看護論の科学的実践』一―五 現代社、一九八八―一九九四年
薄井坦子『科学的な看護実践とは何か』上・下 現代社、一九八八年
薄井坦子・瀬江千史『看護の生理学』一・二・三 現代社、一九九三―二〇〇四年
薄井坦子・三瓶眞貴子『看護の心を科学する』 日本看護協会出版会、一九九六年
クロード・ベルナール、三浦岱栄〔編〕『実験医学序説』 岩波書店、一九七〇年（初版一九三八年）
アドルフ・ポルトマン、高木正孝〔訳〕『人間はどこまで動物か 新しい人間像のために』、岩波書店、一九六一年
三浦つとむ『認識と言語の理論』第一・二・三部 勁草書房、二〇〇二年（初版 一九六七年）
三浦つとむ『弁証法はどういう科学か』 講談社、一九六八年
三浦つとむ『こころとことば』 明石書店、二〇〇六年（初版 季節社、一九七七年）
武谷三男『弁証法の諸問題』 勁草書房、二〇一〇年（初版 一九六八年）
庄司和晃『仮説実験授業と認識の理論 三段階連関理論の創造』 季節社、二〇〇〇年（初版 一九七六年）
庄司和晃『認識の三段階連関理論』〔増補版〕 季節社、二〇一〇年（初版 一九八五年）
瀬江千史『育児の生理学』〔改訂版〕 現代社、二〇〇七年（初版 一九八七年）
瀬江千史『看護学と医学』上・下 現代社、一九九七年・二〇〇一年
海保静子『育児の認識学』 現代社、一九九九年
寺本松野『看護のなかの死』 日本看護協会出版会、二〇〇一年（初版 一九七五年）
藤田恒夫『腸は考える』 岩波書店、一九九一年

2011.06

2012（平成24）年　80歳

『生きているとは：看護の本質とこれからの看護』
2012.02　森ノ宮医療学園出版部

2014（平成26）年　82歳

看護専門職を目指す皆さんに託したい先輩ナースの夢
看護教育 55（6） p.504-509　2014.06

後輩に託したい看護職としての夢
富山大学看護学会誌 14（2） p.127-129
2014.12

『科学的看護論』［第3版 新装版］
2014.12　日本看護協会出版会

2015（平成27）年　83歳

特別発言 看護基礎教育との関連について：スペシャリストの看護をみんなのものに
日本感染看護学会誌 11（1） p.8-13
2015.12

2021（令和3）年　89歳

『ナースが視る人体：看護のための人間論』［電子書籍］
2021.09　講談社

『ナースが視る病気：看護のための疾病論』［電子書籍］
2021.09　講談社

2023（令和5）年

『看護覚え書：看護であること看護でないこと』［第8版］
フロレンス・ナイチンゲール［著］
湯槇ます, 薄井坦子, 小玉香津子, 田村眞,
小南吉彦［訳］
2023.01　現代社

以上

看護科学研究学会の発足に当たって
（看科研ニュース2001.11 通巻112号より）
看護科学研究 第1号 p.2-3　2006.
看護科学研究学会

看護の価値を表現するための研究方法論
（第1回学術集会会長講演レジュメおよび講演録）
看護科学研究 第1号 p.4-22　2006.

患者の期待に応えられる医師と看護者の協働とは
（第4回学術集会フォーラム）
座長：薄井坦子，田中睦
発言者：岸本洋子，関山伸男，阿部恵子，中條和子
看護科学研究 第1号 p.47-66　2006.

2007（平成19）年　75歳

講演 人間に備わる能力を見つめ支える：実践・教育・研究を貫く看護の本質
（第37回日本看護学会 特別講演・シンポジウム）
看護 59(4)（臨増）p.4-11　2007.03

2008（平成20）年　76歳

医師と看護師のコラボレーションにおける新たな展開：
宮崎県立看護大学学長 薄井坦子氏
（札幌ひばりが丘病院開院20周年記念フォーラム）
Best Nurse 19(11)（通号225）p.66-68
2008.11　北海道医療新聞社

2009（平成21）年　77歳

教育講演 ナイチンゲール看護論の継承と発展：
ヘンダーソンからM. ニューマンまで
（日本看護歴史学会第22回学術集会）
日本看護歴史学会誌（22）p.23-35
2009.03

2010（平成22）年　78歳

ナイチンゲール看護論の継承と発展：
V. ヘンダーソンからM. ニューマンまで（前編）
綜合看護 45(1) p.5-13　2010.02

ナイチンゲール看護論の継承と発展：
V. ヘンダーソンからM. ニューマンまで（後編）
綜合看護 45(2) p.65-75　2010.05

2011（平成23）年　79歳

『看護覚え書：看護であること看護でないこと』[第7版]
フロレンス・ナイチンゲール［著］
湯槇ます，薄井坦子，小玉香津子，田村眞，小南吉彦［訳］
2011.01　現代社

多職種連携を支える「看護科学」のための教育を（特集 チーム医療が培うＩＰＥ）
看護教育 52(6)（通号625）p.420-426

検討 第1報:
弱酸性美容洗髪法（ベル・ジュバンストリートメント）における洗浄液の分析
三宅玉恵, 寺島久美, 山本利江, 薄井坦子, 須永清
宮崎県立看護大学研究紀要 2(1) p.12-18
2002.03

宮崎県立看護大学における教育課程の構築とその評価★
薄井坦子, 三瓶眞貴子, 山岸仁美 ほか
宮崎県立看護大学研究紀要 3(1) p.1-9
2002.09

看護基礎教育における教育課程の評価に関する研究1:
教育課程構築に至る研究過程の分析 ★
薄井坦子, 嘉手苅英子, 山本利江 ほか
宮崎県立看護大学研究紀要 3(1) p.10-17
2002.09

2003（平成15）年　71歳

『看護小論集：健康とは病気とは看護とは』
フロレンス・ナイチンゲール［著］,
薄井坦子［他 訳］
2003.01　現代社

2004（平成16）年　72歳

『Module方式による看護方法実習書』［第3版］
薄井坦子［監修］
2004.01　現代社

『看護の生理学：人間をみる看護の視点3』
（現代社白鳳選書23）
薄井坦子, 瀬江千史
2004.06　現代社

看護職からみた全人的医療
（第35回日本心身医学会近畿地方会演題抄録）
心身医学 44(6) p.443-444　2004.06
日本心身医学学会

看護学教育・研究のめざすもの
調査月報（137）p.2-8　2004.10
みやぎん経済研究所

2005（平成17）年　73歳

言葉の使い方にみるF.ナイチンゲールの認識
ナイチンゲール研究 10（10）p.15-21
2005.10

特別講演 看護の本質と感染看護★
日本感染看護学会誌 3(1) p.1-10
2005.12

2006（平成18）年　74歳

「科学的看護論」［ビデオ］
2006.01　ビデオ・パック・ニッポン

新連載「器官レベルの病態把握」（関山伸男・著）について
綜合看護 41(3) p.26　2006.08

19--（制作年不明）　丸善

2000（平成12）年　68歳

『看護覚え書：看護であること 看護でないこと』［第6版］
フロレンス・ナイチンゲール［著］
湯槇ます, 薄井坦子, 小玉香津子, 田村眞, 小南吉彦［訳］
2000.01　現代社

『産院覚え書』にみるナイチンゲールの研究方法
ナイチンゲール研究（通号6）p.3-7
2000.03

対談 大学院の教育的課題をどう乗り越えるか
林滋子, 薄井坦子
Quality nursing 6(4) p.4-10　2000.04
文光堂

研究紀要の創刊にあたって
宮崎県立看護大学研究紀要 1(1) p.i
2000.04

私にとっての100年、この時：ヘンダーソンとナイチンゲールと科学的看護論
看護教育 41(8)(495) p.648-649
2000.08

講演録 21世紀の看護に期待されるもの★
綜合看護 35(4) p.5-14　2000.11

2001（平成13）年　69歳

『看護の生理学：人間をみる看護の視点 2』
（現代社白鳳選書 22）
薄井坦子, 瀬江千史
2001.01　現代社

『疾病の成立と回復促進』
（放送大学教材；2001）
薄井坦子, 竹中文良, 川島みどり
2001.03　放送大学教育振興会

『原文 看護覚え書』（原文看護学選集 1）［第2版］
Nightingale Florence［著］,
薄井坦子, 小南吉彦［編］
2001.05　現代社

講演録 人の健康はどうつくられるか（前編）★
綜合看護 36(3) p.5-13　2001.08

講演録 人の健康はどうつくられるか（後編）★
綜合看護 36(4) p.5-12　2001.11

2002（平成14）年　70歳

『基礎看護技術』［第13版］
（系統看護学講座 専門2. 基礎看護学2）
薄井坦子, 小玉香津子
2002.01　医学書院

老廃物の排出を積極的に促す看護技術の

『科学的看護論』[第3版]
1997.03　日本看護協会出版会

看護学教育への提言をふたたび
インターナショナルナーシングレビュー
20(2)(80) p.18-19　1997.04
日本看護協会出版会

ナイチンゲール看護論と科学的看護論★
綜合看護 32(2) p.3-14　1997.05

生活調整のポイントは食と運動と笑い
調査月報 5月(49) p.1　1997.05
みやぎん経済研究所

精神を病む人々への看護学的視点★
(第12回西日本精神保健学会 特別講演)
精神保健 42号 頁不明　1997.06
西日本精神保健学会

モジュール学習
日本看護学教育学会誌 7(2) p.50-51
1997.08

往復書簡
小林章夫, 薄井坦子, 小玉香津子, 田村眞
ナイチンゲール研究(4) p.59-99
1997.10

シンポジウム 教育方法の新たな試み
藤村龍子, 川口孝泰, 金井Pak雅子, 小山眞理子, 牧本清子, 薄井坦子, 上泉和子
日本看護学教育学会誌 7(3) p.71-92
1997.11

1998(平成10)年　66歳

ナイチンゲールの夢を宮崎に(1)
21世紀の看護学教育の方向性を探る
綜合看護 33(2) p.6-9　1998.05

ナイチンゲールの夢を宮崎に(2) 看護基礎学の構築をめざしたカリキュラム
綜合看護 33(3) p.24-26　1998.08

「薄井坦子と科学的看護論:日本の看護論」
[ビデオ]
薄井坦子[出演], 久間圭子[監修・聞き手]
1998.08　日本看護協会出版会

看護ケア内容の構造化と本質の共有:看護の本質を考える:スザンヌ・ゴードン「ライフサポート」を読む ★
(「看護」創刊50周年記念講演記録)
看護 50(12) p.61-65　1998.10

1999(平成11)年　67歳

ナイチンゲール看護論の学的構造:
目的論・対象論・方法論の立体構造を探って
ナイチンゲール研究(通号5) p.53-57
1999.03

「看護のためのボディメカニクス」[ビデオ]
ナーシングニューメディア[企画・著作]
加藤万利子, 薄井坦子[企画・原案・著作]

『ナイチンゲール言葉集：看護への遺産』
（現代社白鳳選書 16）
ナイチンゲール［著］；薄井坦子［編］
1995.02　現代社

３日間の食事記録からみた看護学生の食品摂取状況
嘉手苅英子，薄井坦子，山本利江，山岸仁美，新田なつ子，千葉大学看護学部
千葉大学看護学部紀要 17　p.105-110
1995.03

看護科学研究会 事例検討シリーズ 26 ミトコンドリア脳筋症患者の対象特性をとらえ直して
大瀬智恵美，田原誠，薄井坦子 ほか
綜合看護 30（3）p.10-34　1995.08

看護科学研究会・事例検討シリーズ 26（続き）ミトコンドリア脳筋症患者の対象特性をとらえ直して
大瀬智恵美，田原誠，薄井坦子 ほか
綜合看護 30（4）p.33-46　1995.11

『看護学学術用語』
薄井坦子，兼松百合子，林滋子，原萃子
1995.12　日本看護科学学会 第４期学術用語検討委員会

Ｆ．ナイチンゲールにおける看護教育論とその検証
ナイチンゲール研究（通号 3）p.3-5
1995.12

ナイチンゲール看護論の形成過程を探る：『思索への示唆』を通して（その２）
薄井坦子，嘉手苅英子，山本利江 ほか
ナイチンゲール研究（通号 3）p.69-73
1995.12

1996（平成 8）年　64 歳

看護学探究の本流を求めて ★
（千葉看護学会第１回学術集会）
千葉看護学会会誌 1（1）p.1-7　1996.03

ヘンダーソンさんから受けた学恩（特集ヘンダーソンの遺産）★
看護 48（8）p.85-90　1996.06

座談会 阪神大震災とナイチンゲール：その時実践を導いてくれた言葉と理念 ★
薄井坦子，広川恵一，道上圭子
綜合看護 31（3）p.4-15　1996.08

『看護の心を科学する：解説 科学的看護論』
薄井坦子，三瓶眞貴子
1996.10　日本看護協会出版会

1997（平成 9）年　65 歳

『基礎看護技術』［第 12 版］
（系統看護学講座：専門２．基礎看護学２）
薄井坦子，小玉香津子
1997.02　医学書院

1993.12

1994（平成 6）年　62歳

『看護学原論講義』［改訂版］
1994.03　現代社

家族を対象とした看護過程における看護婦の認識の特徴：
家族の対処行動を促した看護過程の分析
渡辺裕子, 鈴木和子, 薄井坦子, 嘉手苅英子,
山本利江, 山岸仁美, 新田なつ子
千葉大学看護学部紀要 16　p.81-93
1994.03

看護科学研究会・事例検討シリーズ 24
流されないで看護していくために
森本たき子, 児玉良子, 薄井坦子
綜合看護 29（2）p.3-17　1994.05

基調講演 実践方法論の適用：家族を基盤にすえた対象理解
看護研究 27（2/3）（121）p.106-116
1994.06

エイズ患者のQOL
和泉成子, 柴野恭子, 阿部恵子, 野々山未希子,
薄井坦子
日本看護科学会誌 14（2）p.19-38
1994.06

『ナイチンゲール看護論の科学的実践：
その人の構造を見つめる視点を 』
（看護科学研究会 事例検討集 第 5 集）
（現代社白鳳選書 15）
薄井坦子 編
1994.08　現代社

『ナースが視る病気：看護のための疾病論』
1994.10　講談社

ナイチンゲール研究はどこまで進んでいるか：理論看護学の立場から
ナイチンゲール研究（通号 2）p.3-19
1994.10

看護科学研究会・事例検討シリーズ 25
患者を怒らせてしまった場面を振り返り、〈三重の関心〉を注ぐことの大切さを考える
小山さゆり, 薄井坦子
綜合看護 29（4）p.25-44　1994.11

家族看護における看護婦の認識の分析
渡辺裕子, 鈴木和子, 薄井坦子, 嘉手苅英子,
山本利江, 山岸仁美, 新田なつ子
日本看護科学会誌 14（3）p.316-317
1994.12

1995（平成 7）年　63歳

私とナイティンゲール：歴史的遺産を継承する学びを通して：現実の看護を動かす力量を
看護教育 36（1）（426）p.22-23　1995.01

『何がなぜ看護の情報なのか』
1992.12　日本看護協会出版会

看護技術教育における個別指導方法に関する研究：〈自己学習―グループ学習―個別指導―自己評価〉システムの教育評価を通して
嘉手苅英子, 山岸仁美, 山本利江, 水口陽子, 薄井坦子
日本看護科学会誌 12(3) p.6-7　1992.12

1993（平成5）年　61歳

『基礎看護技術』［第11版］
（系統看護学講座. 専門2. 基礎看護学）
薄井坦子, 小玉香津子
1993.01　医学書院

『基礎看護技術』［教師用］［第11版］
（系統看護学講座, 専門2. 基礎看護学）
薄井坦子, 小玉香津子
1993.01　医学書院

『看護覚え書：看護であること看護でないこと』［第5版］
フロレンス・ナイチンゲール［著］
湯槇ます, 薄井坦子, 小玉香津子, 田村眞, 小南吉彦［訳］
1993.02　現代社

看護科学研究会・事例検討シリーズ 21 17歳で左上肢不全切断をしたA君との関わりから学んだもの
栁田保美, 大橋紀恵, 薄井坦子
綜合看護 28(1) p.51-67　1993.02

『看護の生理学：人間をみる看護の視点 1』
（現代社白鳳選書 21）
薄井坦子, 瀬江千史
1993.06　現代社

『ナイチンゲール看護論の科学的実践：人間の持てる力に魅せられて』
（看護科学研究会 事例検討集 第4集）
（現代社白鳳選書 13）
薄井坦子 編
1993.07　現代社

看護科学研究会 事例検討シリーズ 22 対象のとらえ方が変わると看護の方向性が見えてくる
逆瀬川洋子, 薄井坦子
綜合看護 28(3) p.3-17　1993.08

看護科学研究会 事例検討シリーズ 23 ベテラン看護婦のターミナルケアから学びとること
小笠原広実, 田中涼子, 薄井坦子
綜合看護 28(4) p.21-38　1993.11

食を中心としたセルフケア能力を高める教育方法
嘉手苅英子, 薄井坦子, 山本利江, 山岸仁美, 新田なつ子
日本看護科学会誌 13(3) p.102-103

木内陽子
日本看護科学会誌 10(3) p.154-155
1990.12

無菌操作技術の修得を促す教育方法に関する研究
嘉手苅英子, 小野寺利江, 山岸仁美, 木内陽子, 薄井坦子
環境感染 5(2) p.53-57
日本環境感染症学会 1990.12

1991(平成3)年 59歳

『ナイチンゲール看護論の科学的実践:仮説検証的な実践をめざして』
(看護科学研究会事例検討集 第3集)
(現代社白鳳選書 12)
薄井坦子 編
1991.01 現代社

講演 ナイチンゲール研究はどこまで進んでいるか―理論看護学の立場から ★
綜合看護 26(1) p.7-34 1991.02

日々の暮らしと看護技術と
保健の科学 33(4) p.221-221 1991.04
杏林書院

看護科学研究会・事例検討シリーズ 17 死を間近にしたエイズ患者A氏とのかかわりを振り返って
大沢淳子, 阿部恵子, 薄井坦子 ほか
綜合看護 26(2) p.55-96 1991.05

寄稿 湯槇ます先生から最期に教えていただいたこと
看護 43(7) p.153-157 1991.06

講演録 実践・教育・研究を一貫して導く理論構築への歩み
綜合看護 26(4) p.7-23 1991.11

看護科学研究会・事例検討シリーズ 18 患者に変化をもたらした看護婦の対応とは
田中涼子, 薄井坦子 ほか
綜合看護 26(4) p.27-61 1991.11

1992(平成4)年 60歳

座談会 現実を生きた人 ナイチンゲール:3編の論稿を読んで
薄井坦子, 平尾真智子, 山本利江, 吉田淑子, 小南吉彦
綜合看護 27(2) p.37-50 1992.05

看護科学研究会・事例検討シリーズ 19 痛みと闘う末期患者の日常性を変えたもの
浪辺博子, 薄井坦子
綜合看護 27(3) p.47-60 1992.08

看護科学研究会・事例検討シリーズ 20 「対象の見つめ方が変わること」が看護の道を拓く
古財美代子, 薄井坦子 ほか
綜合看護 27(4) p.35-50 1992.11

薄井坦子, 小玉香津子
1990.01　医学書院

PART Ⅰ 基礎看護学講座における教育研究の概括
綜合看護 25(1) p.8-28　1990.02

『ナイチンゲール看護論の科学的実践：対象を全人的にとらえるとは』
(看護科学研究会 事例検討集 第2集)(現代社白鳳選書 10)
薄井坦子 編
1990.03　現代社

『看護理論とその実践への展開』
[看護MOOK, No.35]
松木光子 編集企画
1990.05　金原出版

看護科学研究会・事例検討シリーズ 16
PART 1 10年来の鎮痛剤使用から離脱した患者とのかかわりを振り返って
PART 2 研修生レポートへのコメント
PART 3 座談会：人間のそして看護のもつすばらしい力を信じて
中村トシ子, 奥悦子, 金丸勝子, 森下久美子, 尾村栄子, 薄井坦子
綜合看護 25(3) p.61-92　1990.08

『Module方式による看護方法実習書』[改訂版]
薄井坦子 監修
1990.09　現代社

(小講演) 私にとってのナイチンゲール
ナイチンゲール研究 (1)77 p.13-14
1990.10　ナイチンゲール研究学会

ナイチンゲール看護論の学的位置づけに関する試論
ナイチンゲール研究 (1)77 p.45-46
1990.10

ナイチンゲールの自然観・人間観・健康観・疾病観・看護観を示すKEY SENTENCESについて (第1報・第2報)
ナイチンゲール研究 (1)77 p.47-50, p.51-53　1990.10

動物に学ぶ健康の法則性・看護の法則性 (コンパニオン・アニマル　第4回)
薄井坦子, 桜井富士朗
綜合看護 25(4) p.7-23　1990.11

低出生体重児の小児看護実習評価に関する検討
佐鹿孝子, 薄井坦子
日本看護科学会誌 10(3) p.152-153
1990.12

看護基本技術の修得過程の効率化に関する研究 (第4報)：「基礎実習」の評価を通して
薄井坦子, 嘉手苅英子, 小野寺利江, 山岸仁美,

婦の看護実践
奥悦子, 中村トシ子, 薄井坦子
綜合看護 23(3) p.63-91　1988.08

看護実践を導く核的な理論体系:ナイチンゲール看護の継承と発展をめざして
精神科看護 27(59) p.12-19　1988.08
精神看護出版

『ナイチンゲール看護論の科学的実践』
(看護科学研究会事例検討集 第1集)
(現代社白鳳選書 5)
薄井坦子 編
1988.12　現代社

看護基本技術の修得過程の効率化に関する研究(第2報):学生の立体的なイメージ形成過程に焦点を当てて
嘉手苅英子, 小野寺利江, 山岸仁美, 木内陽子, 薄井坦子
日本看護科学会誌 8(3) p.38-39　1988.12

1989(平成元)年　57歳

看護科学研究会・事例検討シリーズ 13 事実を共有することからの輪:事実の共有から認識のプロセスの共有へ
石本静代, 島崎ひろみ, 薄井坦子
綜合看護 24(1) p.55-81　1989.02

看護科学研究会・事例検討シリーズ 14 患者のもとへ走って行きたくなった学習過程:生活を通して体得してゆく弁証法
野山ゆみ子, 浦﨑芙美子, 薄井坦子
綜合看護 24(2) p.49-82　1989.05

『看護実践から看護研究へ:『看護のなかの死』から何を学ぶか』
1989.05　日本看護協会出版会

看護科学研究会・事例検討シリーズ 15 退院を拒否したNさんの自立への援助を通して学んだこと
茂原好美, 薄井坦子
綜合看護 24(4) p.23-50　1989.11

看護基本技術の修得過程の効率化に関する研究(第3報):イメージ形成過程の特徴を視覚化する評価方法の活用から
嘉手苅英子, 小野寺利江, 山岸仁美, 木内陽子, 薄井坦子
日本看護科学会誌 9(3) p.100-101
1989.12

看護技術の〈自己学習チェックシステム〉にビデオチェック導入の試み:学生の自己評価能力に焦点をあてて
小野寺利江, 嘉手苅英子, 山岸仁美, 木内陽子, 薄井坦子
日本看護科学会誌 9(3) p.142-143
1989.12

1990(平成2)年　58歳

『基礎看護技術』[第10版]
(系統看護学講座専門2. 基礎看護学2)

“看護判断”とは何か
看護 39(10) p.20-27　1987.09

学会記事
小島操子, 井上智子, 兼松百合子, 薄井坦子,
稲岡文昭, 堀内成子, 村嶋幸代
日本看護科学会誌 7(1) p.44-55　1987.09

解説 看護覚え書 10
綜合看護 22(4) p.117-122　1987.11

看護科学研究会・事例検討シリーズ 10
「科学的看護論」を学び日々試行錯誤するなかで
飯田伸子, 薄井坦子
綜合看護 22(4) p.53-81　1987.11

看護基本技術の修得過程の効率化に関する研究（第1報）：
イメージ・トレーニング導入の試みから
小野寺利江, 嘉手苅英子, 加藤仁美, 木内陽子,
薄井坦子
日本看護科学会誌 7(2) p.132-133
1987.12

看護基本技術の修得過程の効率化に関する研究：教材の作成過程に焦点をあてて
小野寺利江, 嘉手苅英子, 加藤仁美, 木内陽子,
薄井坦子
日本看護科学会誌 7(2) p.134-135
1987.12

看護基本技術の修得過程の効率化に関する研究：個別な技術指導過程に焦点をあてて
加藤仁美, 嘉手苅英子, 小野寺利江, 木内陽子,
薄井坦子
日本看護科学会誌 7(2) p.136-137
1987.12

1988（昭和63）年　56歳

解説 看護覚え書 11
綜合看護 23(1) p.17-22　1988.02

看護科学研究会・事例検討シリーズ 11
関西例会のワンポイントレッスンでの学びを学生指導に使ってみて
清水知寿子, 薄井坦子
綜合看護 23(1) p.43-67　1988.02

『科学的な看護実践とは何か：看護の実践方法論：講演集 上』
（現代社白鳳選書 3）
1988.03　現代社

『科学的な看護実践とは何か：看護教育のめざすもの：講演集 下』
（現代社白鳳選書 4）
1988.03　現代社

解説 看護覚え書 最終回
綜合看護 23(2) p.35-41　1988.05

看護科学研究会・事例検討シリーズ 12
エンドルフィンの恵みを受けた中村看護

湯槇ます［監修］, 薄井坦子, 小玉香津子,
波多野梗子［執筆］
1986.01　医学書院

看護科学研究会・事例検討シリーズ 7
強迫思考による行動停止がみられる患者へのかかわり
桐生セイ子, 薄井坦子 ほか
綜合看護 21（3）p.47-79　1986.08

看護を選んだ喜び
看護 38（10）p.4-8　1986.09

解説 看護覚え書 7
綜合看護 21（4）p.53-61　1986.11

シンポジウムB：看護教育における生活概念の展開 から ★
南裕子, 薄井坦子, 岩井郁子, 島内節子,
中西睦子
日本看護科学会誌 6（3）p.76-103
1986.12

『看護基本技術の修得過程の効率化に関する研究』（文部省科学研究費補助金研究成果報告書）
薄井坦子, 千葉大学
1986.

1987（昭和62）年　55歳

『看護学総論』［第 9 版］
（系統看護学講座, 専門科目 10）
湯槇ます［監修］, 薄井坦子, 小玉香津子,
波多野梗子［執筆］
1987.01　医学書院

解説 看護覚え書 8
綜合看護 22（1）p.51-58　1987.02

看護科学研究会・事例検討シリーズ 8
脊損下半身麻痺の男性患者へのある対応場面を教材として
浦﨑芙美子, 薄井坦子
綜合看護 22（1）p.97-129　1987.02

『看護の原点を求めて：よりよい看護への道：看護の行為と看護の原理を問いなおす』
1987.04　日本看護協会出版会

『ナースが視る人体：看護のための人間論』
1987.04　講談社

看護科学研究会・事例検討シリーズ 9
食物をなかなか飲み込まない重心児への食事介助から
玉村早苗, 薄井坦子
綜合看護 22（2）p.13-32　1987.05

解説 看護覚え書 9
綜合看護 22（2）p.77-84　1987.05

看護の本質を見直す
教育と医学 35（8）p.730-736　1987.08

谷郷廣子, 薄井坦子
綜合看護 19(4) p.27-54　1984.11

臨地実習の評価に関する研究(第1報):基礎実習Iのまとめを通して
田口ヨウ子, 中澤容子, 小野寺利江, 新田なつ子, 薄井坦子
日本看護科学会誌 4(2) p.40-41　1984.12

1985(昭和60)年　53歳

特別論稿 実践方法論の仮説検証を経て学的方法論の提示へ:ナイチンゲール看護論の継承とその発展
看護 37(1) p.142-161　1985.01

看護科学研究会・事例検討シリーズ 3 アルコール嗜癖の患者さんとのかかわりをふりかえって
加地美砂子, 薄井坦子
綜合看護 20(1) p.83-112　1985.02

看護科学研究会・事例検討シリーズ 4 2年間の看科研での学習を実践の場に生かしてみて
高橋信子, 薄井坦子
綜合看護 20(2) p.49-82　1985.05

Conference 素材をめぐって:実践の中からどう論理を抽出するか
薄井坦子, 江上芳子, 服部律子, 川島みどり
看護研究 18(4)(74) p.41-53　1985.07

看護科学研究会・事例検討シリーズ 5 長期寝たきり老人患者をかかえる家族とのかかわりを通して
島崎ひろみ, 薄井坦子
綜合看護 20(3) p.87-115　1985.08

From Teachers' Side 教えることと教わることと
看護 37(9) p.4-10　1985.08

亥鼻にかけた夢 ★
千葉大学附属図書館亥鼻分館報ゐのはな 15
1985.09　千葉大学附属図書館亥鼻分館

看護する立場からみる「環境と人間」:患者の生活過程を整えるとは
教育と医学 33(10) p.1001-1007　1985.10

看護科学研究会・事例検討シリーズ 6 小児実習中のある学生へのかかわりから
石本静代, 薄井坦子
綜合看護 20(4) p.91-113　1985.11

臨地実習の評価に関する研究(第2報):基礎実習Iのまとめを通して
小野寺利江, 中澤容子, 新田なつ子, 嘉手苅英子, 薄井坦子
日本看護科学会誌 5(2) p.34-35　1985.11

1986(昭和61)年　54歳

『看護学総論』[第8版]
(系統看護学講座, 専門科目 10)

特別論稿 科学的な看護実践をめざして3
看護のための方法論のポイント
看護実践の科学 8(6) p.45　1983.06

F.ナイチンゲール 産院覚え書(3) ★
薄井坦子, 小玉香津子
綜合看護 18(3) p.89-104　1983.08

かんごこくちばん
看護学雑誌 47(10) p.1151　1983.10

F.ナイチンゲール 産院覚え書(4) ★
薄井坦子, 小玉香津子
綜合看護 18(4) p.93-113　1983.11

看護教育における看護の視点
済生 12月(656) p.5-16
1983.12　恩賜財団済生会

実践方法論の仮説検証を経て学的方法論の提示へ:
ナイチンゲール看護論の継承とその発展 ★
薄井坦子, 今村節子
日本看護科学会誌 3(2) p.1-3　1983.12

看護過程のモデル化に関する研究
太田節子, 薄井坦子
日本看護科学会誌 3(2) p.42-43　1983.12

1984(昭和59)年　52歳

F.ナイチンゲール 産院覚え書(5) ★
薄井坦子, 小玉香津子
綜合看護 19(1) p.33-46　1984.02

『看護学原論講義』
1984.05　現代社

F.ナイチンゲール 産院覚え書〈最終回〉★
薄井坦子, 小玉香津子
綜合看護 19(2) p.7-20　1984.05

看護科学研究会・事例検討シリーズ 1
友だちの死を身近に体験した10歳男児とのかかわりを通して
宮内恭子, 薄井坦子
綜合看護 19(3) p.27-62　1984.08

座談会『産院覚え書』を訳し終えて ★
薄井坦子, 小玉香津子
綜合看護 19(3) p.79-91　1984.08

会長講演 実践方法論の仮説検証を経て学的方法論の提示へ
ナイチンゲール看護論の継承とその発展 ★
日本看護科学会誌 4(1) p.1-15　1984.10

学術集会の意義を考える:第3回日本看護科学学会を終えて
林滋子, 金川克子, 佐藤禮子, 原萃子, 岡谷恵子, 前原澄子, 常葉恵子, 薄井坦子
日本看護科学会誌 4(1) p.38-54　1984.10

看護科学研究会・事例検討シリーズ 2
私の教育実践と研修との交流を振り返って

1983（昭和58）年　51歳

『看護学総論』［第7版］
（系統看護学講座, 専門科目 10）
湯槇ます［監修］, 薄井坦子, 小玉香津子,
波多野梗子［執筆］
1983.01　医学書院

ヘンダーソンさんとのひとときがもたらしたもの★
看護 35（1） p.32-36　1983.01

『看護覚え書：看護であること看護でないこと』［第4版］
フロレンス･ナイチンゲール［著］,
湯槇ます, 薄井坦子, 小玉香津子, 田村眞,
小南吉彦［訳］
1983.02　現代社

『ナイチンゲール著作集 第1巻』［第2版］
ナイチンゲール［著］,
湯槇ます［監修］, 薄井坦子［他 編訳］
1983.02　現代社

F.ナイチンゲール 産院覚え書（1）★
薄井坦子, 小玉香津子
綜合看護 18（1） p.59-73　1983.02

シンポジウム 看護における倫理（第1回日本看護科学学会から）
薄井坦子 ほか
看護 35（2） p.139-159　1983.02

看護教育カリキュラムの見直し 私案として（特集 これからの看護と看護教育）
教育と医学 31（2） p.173-180　1983.02
慶応義塾大学出版会

巻頭特別インタビュー 看護における観察とは（1）
月刊ナーシング 3（4）（26） p.414-428
1983.04　学研メディカル秀潤社

巻頭特別インタビュー 看護における観察とは（2）
月刊ナーシング 3（6）（28） p.702-708
1983.05

看護からみた安静の本質とその意義
綜合看護 18（2） p.50-66　1983.05

F.ナイチンゲール 産院覚え書（2）★
薄井坦子, 小玉香津子
綜合看護 18（2） p.113-130　1983.05

特別論稿 科学的な看護実践をめざして 1 他人を援助するということへの疑問
看護実践の科学 8（6） p.17-34　1983.06
看護の科学社

特別論稿 科学的な看護実践をめざして 2 科学的な方法論を用いて看護の方向を探る
看護実践の科学 8（6）　p.34-45
1983.06

私にとってのナイチンゲール
綜合看護　15(4) p.37-45　1980.11

1981（昭和56）年　49歳

講演 看護学における客観主義的偏向の克服 その1
(医学書院看護学セミナー記録)
看護教育 22(2) p.118-124　1981.02

講演録 現代の看護教育について
綜合看護 16(1) p.85-123　1981.02

講演 看護学における客観主義的偏向の克服 その2
(医学書院看護学セミナー記録)
看護教育 22(3) p.184-196　1981.03

看護者にとっての読書とは
看護 33(7) p.36-40　1981.06

なぜ、今"Notes on Nursing"を読むか
綜合看護 16(4) p.6-8　1981.11

シンポジウムIII 看護における倫理：看護をささえるもの：
専門家の眼が貫かれた倫理とは ★
日本看護科学会誌 1 p.26-33　1981.12

1982（昭和57）年　50歳

座談会「性的衝動行為のある患者への看護過程の分析」をめぐって
薄井坦子 ほか
綜合看護 17(1) p.36-58　1982.02

『Module方式による看護方法実習書』
(千葉大学看護学部基礎看護学講座)
薄井坦子 監修
1982.03　現代社

『「看護方法」指導の手引き』
(千葉大学看護学部基礎看護学講座)
薄井坦子 ほか
1982.04　現代社

『「看護方法」指導の手引き』[第2版]
(千葉大学看護学部基礎看護学講座)
薄井坦子 ほか
1982.09　現代社

『科学的な看護実践とは何か』
(薄井坦子教授 講演集 1)
(現代社白鳳選書 1)
現代社編集部 編
1982.10　現代社

ヴァージニア・ヘンダーソンに聞く：
看護婦の行為と、ヘンダーソンの定義と、ナイチンゲールの定義と ★
看護 34(14) p.30-48　1982.12

個別なケアを可能にする方法論に関する研究：臨地実習の評価を通して
中澤容子, 薄井坦子, 細野喜美子, 太田節子
日本看護科学会誌 2(2) p.70-71　1982.12

看護学原論・講義要録〈4〉
綜合看護 13(4) p.49-61　1978.11

1979(昭和54)年　47歳

看護にとって情報とは何か
看護 31(2) p.4-10　1979.02

看護学原論・講義要録〈5〉
綜合看護 14(1) p.43-53　1979.02

臨地実習の概要：基礎看護学編
田口ヨウ子, 薄井坦子, 千葉大学看護学部
千葉大学看護学部紀要 1 p.28-30
1979.03

看護学原論・講義要録〈6〉
綜合看護 14(2) p.78-88　1979.05

続 看護にとって情報とは何か：
ある卒業研究を通して
薄井坦子, 田口ヨウ子, 平坂容子
看護 31(11) p.52-72　1979.11

看護学原論・講義要録〈7〉
綜合看護 14(4) p.86-113　1979.11

1980(昭和55)年　48歳

看護教育のめざすもの(1)：看護とは何か
理学療法と作業療法 14(1) p.49　1980.01
医学書院

『看護学総論』[第6版]
(系統看護学講座, 専門科目 10)
湯槇ます[監修], 薄井坦子, 小玉香津子,
波多野梗子[執筆]
1980.02　医学書院

看護教育のめざすもの(2)：人間とは何か
理学療法と作業療法 14(2) p.127
1980.02

看護教育のめざすもの(3)：生命力を消耗させるもの
理学療法と作業療法 14(3) p.207
1980.03

看護教育のめざすもの(4)：わざの訓練
理学療法と作業療法 14(4) p.279
1980.04

看護教育のめざすもの(5)：患者と学生とスタッフと
理学療法と作業療法 14(5) p.353
1980.05

看護教育のめざすもの(6)：看護過程を客観視する能力を
理学療法と作業療法 14(6) p.427
1980.06

〔座談会〕「看護学原論・講義要録」を読み終えて：薄井坦子先生に聞く
薄井坦子, 荒井文子 ほか
綜合看護 15(3) p.44-64　1980.08

看護 28(3) p.57-69　1976.03

看護学の教育目標:東京女子医大における看護教育10年を土台として
医学教育 7(3) p.217-221　1976.06
日本医学教育学会

医学部一般教授目標
牛場大蔵, 中馬一郎, 真島英信 ほか
医学教育 7(3) p.152-154　1976.06

看護基礎教育の目標と内容★
(看護婦教育に関する論文集 50年度看護教育問題研究会)
日本看護協会調査研究報告シリーズ No.2
p .31-41　1976.　日本看護協会

1977(昭和52)年　45歳

『新訳・ナイチンゲール書簡集：看護婦と見習生への書簡』
(現代社白鳳選書 7)
ナイチンゲール[著], 湯槇ます[他 編訳]
1977.03　現代社

『ナイチンゲール著作集 第3巻』
ナイチンゲール[著],
湯槇ます[監修], 薄井坦子[他 編訳]
1977.03　現代社
＊第14回日本翻訳文化賞受賞

『ナイチンゲール著作集月報』
ナイチンゲール[著],
薄井坦子[等 編訳]
1977.　現代社

ナイチンゲールのプロフィルと業績
月刊福祉 60(5) p.74-77　1977.05
全国社会福祉協議会

発表論文 看護教育への新しいアプローチ: ＩＣＮ東京大会★
看護 29(8) p.10-13　1977.08

ナイチンゲール研究のひとふし★
綜合看護 12(4) p.5-19　1977.11

1978(昭和53)年　46歳

『看護学総論』[第5版]
(系統看護学講座, 専門科目 10)
湯槇ます[監修], 薄井坦子, 小玉香津子,
波多野梗子[執筆]
1978.02　医学書院

看護学原論・講義要録〈1〉
綜合看護 13(1) p.38-48　1978.02

看護学原論・講義要録〈2〉
綜合看護 13(2) p.86-103　1978.05

看護学原論・講義要録〈3〉
綜合看護 13(3) p.36-53　1978.08

『科学的看護論』[改訂版]
1978.09　日本看護協会出版会

1974.07　現代社

『原文 看護小論集』(原文看護学選集 2)
Nightingale Florence［著］,
薄井坦子, 小南吉彦［編］
1974.07　現代社

『科学的看護論』
1974.10　日本看護協会出版会

1975（昭和50）年　43歳

『看護学総論』［第4版］
（系統看護学講座, 専門科目 10）
湯槇ます［監修］, 薄井坦子, 小玉香津子,
波多野梗子［執筆］
1975.02　医学書院

「看護のなかの死」から何を学んだか（1）
看護 27(5)　p.45-50　1975.05

「看護のなかの死」から何を学んだか（2）
看護 27(6)　p.109-115　1975.06

「看護のなかの死」から何を学んだか（3）
看護 27(7)　p.59-64　1975.07

「看護のなかの死」から何を学んだか（4）
看護 27(8)　p.65-70　1975.08

『看護覚え書：看護であること看護でないこと』［第3版 改訂新版］
フロレンス・ナイチンゲール［著］,
湯槇ます, 薄井坦子, 小玉香津子［他訳］
1975.09　現代社

『ナイチンゲール著作集 第1巻』
ナイチンゲール［著］,
湯槇ます［監修］, 薄井坦子［他 編訳］
1975.09　現代社
＊第14回日本翻訳文化賞受賞

「看護のなかの死」から何を学んだか（5）
看護 27(10)　p.85-90　1975.10

「看護のなかの死」から何を学んだか（6）
看護 27(11)　p.55-61　1975.11

「看護のなかの死」から何を学んだか（7）
看護 27(12)　p.90-96　1975.12

1976（昭和51）年　44歳

「看護のなかの死」から何を学んだか（8）
看護 28(1)　p.53-59　1976.01

「看護のなかの死」から何を学んだか（最終回）
看護 28(2)　p.70-75　1976.02

解説 看護覚え書 6
綜合看護 11(1)　p.56-66　1976.02

対談 看護そのものをみつめる目：『看護のなかの死』をめぐって
薄井坦子, 寺本松野

特集 看護教育の現状:
3年制短期大学の場合
保健の科学 15(7) p.431-434 1973.07
杏林書院

科学的な実践をめざして(1):
看護を学ぶ学生たちのために
看護 25(9) p.39-46 1973.09

科学的な実践をめざして(2):
看護を学ぶ学生たちのために
看護 25(10) p.89-95 1973.09

科学的な実践をめざして(3):
看護を学ぶ学生たちのために
看護 25(11) p.51-59 1973.11

科学的な実践をめざして(4):
看護を学ぶ学生たちのために
看護 25(12) p.47-55 1973.11

解説 看護覚え書 4
綜合看護 8(4) p.39-50 1973.11

科学的な実践をめざして(5):
看護を学ぶ学生たちのために
看護 25(13) p.101-109 1973.12

1974(昭和49)年 42歳

科学的な実践をめざして(6):
看護を学ぶ学生たちのために
薄井坦子, 岡部喜代子
看護 26(1) p.33-42 1974.01

科学的な実践をめざして(7):
看護を学ぶ学生たちのために
薄井坦子, 永田敦子
看護 26(2) p.45-53 1974.02

科学的な実践をめざして(8):
看護を学ぶ学生たちのために
看護 26(3) p.29-37 1974.03

解説 看護覚え書 5
綜合看護 9(2) p.68-76 1974.05

座談会 ナイチンゲールの看護と今日の看護:
ナイチンゲール著作集 第2巻を訳し終えて
湯槇ます, 薄井坦子, 田村真, 小南吉彦
綜合看護 9(2) p.77-84 1974.05

インタビュー'看護'とは何か
薄井坦子, 今村栄一
病院 33(5) p.43-52 1974.05 医学書院

『ナイチンゲール著作集 第2巻』
ナイチンゲール[著],
湯槇ます[監修], 薄井坦子[他 編訳]
1974.06 現代社
＊第14回日本翻訳文化賞受賞

『原文 看護覚え書』(原文看護学選集 1)
Nightingale Florence[著],
薄井坦子, 小南吉彦[編]

看護教育への提言 7：仮説：看護学の体系★
看護 23(12) p.8-15　1971.12

1972(昭和47)年　40歳

解説 看護覚え書 1
綜合看護 7(3) p.6-24　1972.07

特集 患者のニードを考える
(第19回医学書院看護学セミナー)
日野原重明, 外口玉子, 薄井坦子
看護学雑誌 36(8) p.968-993　1972.08

プロセス・レコーディングを用いた研究
(特集 第1回看護研究セミナー)
池田節子, 薄井坦子, 兼松百合子, 川島みどり,
菊地芳子, 近藤潤子, 南裕子, 最上キクエ,
山崎慶子, 石川操, 平山朝子
看護研究 5(1) p.56-69　1972.10

解説 看護覚え書 2
綜合看護 7(4) p.15-23　1972.10

看護における技術教育論 1：
看護技術の特殊性★
看護 24(11) p.1-8　1972.11

看護における技術教育論 2：
基礎教育における目標 (1)★
看護 24(13) p.61-67　1972.12

1973(昭和48)年　41歳

看護における技術教育論 3：
基礎教育における目標 (2)★
看護 25(1) p.49-56　1973.01

看護における技術教育論 4：
教育内容と教育方法 (1)★
看護 25(2) p.73-79　1973.02

『看護学総論』[教師用][第3版]
(系統看護学講座, 専門科目 10)
湯槇ます[監修], 薄井坦子, 小玉香津子,
波多野梗子[執筆]
1973.03　医学書院

看護における技術教育論 5：
教育内容と教育方法 (2)★
看護 25(3) p.55-60　1973.03

看護婦は何をどう学ぶべきか★
准看護婦資格試験 14(4) p.10-19
1973.04　医学芸術社

看護における技術教育論 6：
教育内容と教育方法 (3)★
看護 25(4) p.47-52　1973.04

看護における技術教育論 7：
教育内容と教育方法 (4)★
看護 25(5) p.29-35　1973.05

解説 看護覚え書 3
綜合看護 8(2) p.15-26　1973.05

看護 22(1) p.48-57　1970.01

特集 臨床指導の現状と展望
(第16回医学書院看護学セミナー)
薄井坦子, 杉森みど里, 佐藤光子, 岡本玲子, 石川操
看護教育 11(1)(112) p.2-18　1970.01

鈴木氏の見解は看護にとって果たして有効か ★
看護技術 16(10) p.133-144　1970.07

『看護学総論』[教師用][改訂版]
(系統看護学講座, 専門科目 10)
湯槇ます[監修], 薄井坦子, 小玉香津子, 波多野梗子[執筆]
1970.12　医学書院

私の職業観
看護 22(12) p.74-78　1970.12

1971(昭和46)年　39歳

『看護学総論』[第3版]
(系統看護学講座, 専門科目 10)
湯槇ます[監修], 薄井坦子, 小玉香津子, 波多野梗子[執筆]
1971.01　医学書院

"看護を科学に"とはどういうことか: 千葉式人間科学論批判 ★
綜合看護 6(1) p.35-47　1971.01

看護教育への提言 1: 新カリキュラムをどう受けとめるか ★
看護 23(4) p.25-30　1971.04

「日常生活行動の自立を促すための援助方法に関する一考察」をめぐる検討
薄井坦子, 新保恵子
看護研究 4(2)(14) p.29-45　1971.04
医学書院

看護教育への提言 2: 看護学総論の教育目標 ★
看護 23(5) p.1-7　1971.05

看護教育への提言 3: 看護の計画的実践への試み ★
看護 23(6) p.3-10　1971.06

看護教育への提言 4: 看護の過程的構造 1 ★
看護 23(8) p.1-7　1971.08

看護教育への提言 5: 看護の過程的構造 2 ★
看護 23(9) p.11-16　1971.09

看護教育への提言 6: 看護の過程的構造 3 ★
看護 23(11) p.9-16　1971.11

シンポジウム 看護から看護教育を考える
薄井坦子, 今村栄一, 可知董子, 後藤みつ子, 長手万里
看護教育 12(11)(134) p.1-15　1971.11

綜合看護 2(3) p.33-39　1967.03

助言 まっすぐな眼のつけ方
綜合看護 2(6) p.27-30　1967.06

分娩経験を通じて感じたことども
看護 19(10) p.83-89　1967.10

ニードについての4つの疑問
薄井坦子, 金谷幸子 ほか
綜合看護 2(10) p.44-50　1967.10

1968（昭和43）年　36歳

『看護学総論』
（系統看護学講座, 専門科目 10）
湯槇ます［監修］, 薄井坦子, 小玉香津子,
波多野梗子［執筆］
1968.03　医学書院

『看護学総論』［教師用］
（系統看護学講座, 専門科目 10）
湯槇ます［監修］, 薄井坦子, 小玉香津子,
波多野梗子［執筆］
1968.03　医学書院

座談会 准看教育を展望する
季羽倭文子, 久保成子, 高橋その, 薄井坦子,
井上英子, 増子勇子
看護学雑誌 32(7) p.26-34　1968.07

座談会 教務主任の現状と問題点
渡辺もとえ, 薄井坦子, 清水光子 ,伊藤暁子,
大河原千鶴子
看護教育 9(7)(93) p.12-24　1968.07

フォーラム 看護学総論
薄井坦子, 北原里美, 上平千秋, 木下弘子,
恒成美代子, 福永タマ子
看護教育 9(9)(95) p.22-36　1968.09

看護婦と支援活動 看護の教育的役割:
その基礎となる考え方について★
看護技術 14(14) p.17-21
1968.12　メヂカルフレンド社

座談会 技術者養成と看護教育
宮坂広作, 大森文子, 津久井十, 薄井坦子,
仲田妙子
看護教育 10(9)(108) p.10-16　1969.09

1970（昭和45）年　38歳

『看護学総論』［第2版］
（系統看護学講座, 専門科目 10）
湯槇ます［監修］, 薄井坦子, 小玉香津子,
波多野梗子［執筆］
1970.01　医学書院

『高校看護 第1巻』
薄井坦子 ほか
1970.　メヂカルフレンド社

座談会 70年代の看護協会へ
湯槇ます, 薄井坦子, 小玉香津子, 林滋子,
金井和子

薄井坦子 著作目録
（刊行年月順）

＊国立国会図書館サーチで「薄井坦子」をキーワードとして検索したのち、不足等については適宜補いました。
＊表記体裁は以下のとおり。
・図書について：『書名』（二重括弧付き），刊行年月，出版者
・雑誌について：記事タイトル，雑誌名，巻数，号数，頁，刊行年月，出版者
（共著ならびに訳書等については当該図書または記事の掲載に従って記載。雑誌の出版者名は初出のみ記載。）
＊雑誌記事タイトルに付した「★」は、自著の雑誌記事を抜粋しまとめた『理論看護学 資料集　全3巻』（個人蔵、非売品）に収載された記事です。

1963（昭和38）年　31歳

看護補助者の養成と活用について（1）
WHO看護担当顧問 フランシス ベック／
高橋坦子［訳］
看護 15（8） p.41-47　1963.08
日本看護協会出版会

看護補助者の養成と活用について（2）
WHO看護担当顧問 フランシス ベック／
高橋坦子［訳］
看護 15（9） p.47-51　1963.09

看護補助者の養成と活用について（3）
WHO看護担当顧問 フランシス ベック／
高橋坦子［訳］
看護 15（10） p.49-54　1963.10

看護の必要度に関する実験的調査について
湯槇ます，小玉香津子，薄井坦子
看護 15（12） p.7-15　1963.12

1965（昭和40）年　33歳

シンポジウム 看護教育の本質論：看護教育の問題点
（第15回日本病院学会から）
看護教育 6（8）（58） p.7-8　1965.08
医学書院

1966（昭和41）年　34歳

看護のための教育学ノート〈1〉
綜合看護 1（1） p.75-81　1966.09　現代社

看護のための教育学ノート〈2〉
綜合看護 1（2） p.51-58　1966.10

看護のための教育学ノート〈3〉
綜合看護 1（3） p.55-61　1966.11

看護のための教育学ノート〈4〉
綜合看護 1（4） p.56-62　1966.12

1967（昭和42）年　35歳

看護のための教育学ノート〈5〉
綜合看護 2（1） p.45-51　1967.01

看護のための教育学ノート〈6〉

薄井 坦子 Hiroko Usui

1932年広島市生まれ。お茶の水女子大学で教育学を専攻。同大卒業後、東京大学医学部衛生看護学科へ進み看護学と出合う。看護とは何かを問い続けるなかでナイチンゲールが看護の本質を明らかにしていることを確かめ、以後、看護教育に専心する。東京女子医科大学附属高等看護学校教務主任、同看護短期大学教授を経て、1974年千葉大学看護学部創設準備委員、1977年同大教授。1980年ナイチンゲール研究会（現・ナイチンゲール研究学会）、1981年看護科学研究会（現・看護科学研究学会）を設立。1997年宮崎県立看護大学初代学長に就任（～2011年）。
主な著書に、ナイチンゲール看護論を継承発展させた『科学的看護論』（日本看護協会出版会）、『ナースが視る人体』『ナースが視る病気』（ともに講談社）、共訳書に『看護覚え書』（現代社）ほか多数。2022年逝去。

『看護《かんご》覚《おぼ》え書《がき》』を読《よ》む

2025年4月18日　第1版第1刷発行

著　者――――薄井 坦子《うすい ひろこ》
発行者――――上村 直子
発行所――――株式会社 アノック
〒102-0074
東京都千代田区九段南1-5-6　りそな九段ビル5階
電話 050-3631-8658　　振替 00100-4-792501
https://www.annok.biz/
デザイン――――長井 究衡
印　刷――――シナノ書籍印刷株式会社

978-4-9910585-6-1

器官レベルからみるからだ

関山 伸男 著

定価：2,970円（本体2,700円＋税）
A5判 160頁　ISBN 978-4-9910585-5-4

病名が示唆する臓器の異常と、症状、からだはどのように連関しているのか。注目するのは、臓器とからだとの中間に位置する器官の流れととどこおり。からだを構造的にとらえることで、病気の本態や回復への方向性がみえてくる。

看護学生、宇宙を学ぶ

小河 一敏 著

定価：1,650円（本体1,500円＋税）
四六判 214頁　ISBN 978-4-9910585-3-0

「生命ってどういうもの？」「生きてるってどういうこと？」「動物はなぜ眠るの？」「太陽光は地球にどんな作用をしているの？」——著者の問いかけに答えていくおもしろみを味わううちに、広い学びの世界をのぞき見る。

『看護覚え書』に学ぶ生活科学ワークノート

小河 一敏 著

定価：1,980円（本体1,800円＋税）
B5判 124頁　ISBN 978-4-9910585-0-9

「看護」を学ぶ前に「生活」を体系的に学ぶ——。看護の対象である患者は、まず人間として生活する者であって、そこには自然の法則がはたらいていることを、ナイチンゲールの『看護覚え書』を手がかりに学んでいく。学生用の授業教材。

＊『看護覚え書』に学ぶ生活科学ガイドブック【教員用】小河 一敏 著
（定価：5,280円 税込　B5判 207頁）